Liebe Leserin und lieber Leser,

mit dieser neuen Buchreihe möchten wir dich motivieren, das Training der kognitiven Fähigkeiten und Fertigkeiten (KFF) mit viel Elan und Ausdauer zu starten. Jede Person, die sich auf den österreichischen medizinischen Aufnahmetest (MedAT) vorbereitet weiß, dass ein gutes Abschneiden in diesem Bereich eine unausweichliche Hürde für einen Medizinstudienplatz in Österreich darstellt. 40% der maximal möglichen Testwertung im **MedAT-H** (für HumanmedizinerInnen) werden auf die fünf Untertests Figuren zusammensetzen, Gedächtnis- und Merkfähigkeit (Allergieausweise), Zahlenfolgen, Wortflüssigkeit und Implikationen erkennen verteilt. Im kognitiven Bereich können insgesamt 75 Punkte erreicht werden. Ein wenig anders verhält es sich bei angehenden ZahnmedizinerInnen. Hier entfällt der Untertest Implikationen erkennen. Infolgedessen können im kognitiven Bereich des **MedAT-Z** maximal 65 Punkte erzielt werden. Um den restlichen Anforderungen gerecht werden zu können, wurde die Wertigkeit der kognitiven Fähigkeiten und Fertigkeiten im MedAT-Z auf 30% festgelegt.

Kognitive Fähigkeiten & Fertigkeiten	Aufgaben H / Z	Zeit (in M.) H / Z	Gewichtung H / Z
Figuren zusammensetzen (FZ)	15 / 15	20 / 20	8 % / 6.9 %
Allergieausweise (GM) - Lernzeit	8 Ausweise	8 / 8	-
Zahlenfolgen (ZF)	10 / 10	15 / 15	5.3 % / 4.6 %
Wortflüssigkeit (WF)	15 / 15	20 / 20	8 % / 6.9 %
Allergieausweise (GM) - Reproduktionsphase	25 / 25	15 / 15	13.3 % / 11.5 %
Implikationen (IMP): MedAT-H	10 / ---	10 / ---	5.3 % / -------
Summe	75 / 65	88 / 78	40 % / 30 %

Die Mini-Breaker Buchreihe bietet zu jedem Teilbereich der KFF ein vielfältiges Übungsangebot. Verpackt in einem handlichen Format, sind die Bücher schnell in die Tasche gepackt und überall sofort einsatzbereit. Sie eignen sich auch besonders gut für Fahrten in der Bahn / Bus und überall dort, wo Wartezeiten entstehen, da gerade in diesen Phasen viele wertvolle Minuten verloren gehen, die man mit den Büchern sinnvoll nutzen kann. Damit die Vorbereitung auch zum Erfolg führt, ist eine große Anzahl an Übungen in testnaher Qualität sehr wichtig.

In diesem Band befinden sich 225 Übungsaufgaben (15 Sets zu je 15 Aufgaben). Geometrische Figuren wurden in mehrere Teile zerschnitten und sollen wieder sinnvoll zu einer ganzen Figur zusammengesetzt werden. In unseren Übungsbeispielen werden drei bis sechs Einzelteile mit Umrandung verwendet. Die Einzelteile ergeben zusammengesetzt gefüllte, gleichseitige, geometrische Polygone, Kreisformen oder Trapeze. Auch bei Antwort E ergibt sich bei unseren Aufgaben eine vollständige, geometrische Lösungsfigur. Tipps, wichtige Informationen und weitere Übungen zu diesem Untertest findest du in unserem Strategien- und Übungsbuch für den MedAT-H/Z, dem Med-Breaker.

Mini-Breaker

Band 1: Figuren zusammensetzen
Band 2: Gedächtnis- und Merkfähigkeit (Allergieausweise)
Band 3: Zahlenfolgen
Band 4: Wortflüssigkeit
Band 5: Implikationen erkennen
Band 6: Zwei kognitive Testsimulationen

Wir freuen uns über Feedback. Egal ob Ausdruck, Rechtschreibung, Inhalt, deine persönlichen Impressionen zum Buch bzw. Test oder eventuelle Fehler – deine Rückmeldung hilft uns, dieses Buch besser zu gestalten. Die Mini-Breaker Buchreihe wird via print on demand gedruckt. Das heißt, bei Bestellung eines Buches wird dieses frisch gedruckt und anschließend versendet. Wenn dir beim Bearbeiten der Übungen also etwas auffällt, dann zögere nicht und schreibe uns eine Nachricht an: medbreaker@gmail.com. Sobald wir deinen Verbesserungstipp erhalten haben, können wir diesen umgehend in die aktuelle Buchreihe einbinden. Wir bitten dich höflichst, eine (elektronische) Vervielfältigung des Buches für andere Personen zu unterlassen. Das Buch, das du bestimmt gerade in Händen hältst oder vor dir liegt, war intensive, monatelange Arbeit. Das Werk, einschließlich seiner Teile, ist zudem urheberrechtlich geschützt und jede Verwertung ist ohne Zustimmung des Verlages und des Autors natürlich unzulässig. Dies gilt insbesondere für die elektronische oder sonstige Vervielfältigung (Kopieren), Übersetzung, Verbreitung und öffentliche Zugänglichmachung. Achtung, die Weitergabe dieses Buches in Form eines PDF's ist nicht erlaubt. Falls du persönlich auf eine Person aufmerksam wirst, die unsere Bücher digital anbietet und zum Beispiel in einer Facebook-Gruppe verkauft oder verschenkt, freuen wir uns über deine Meldung! Wir können dann rasch reagieren und werden uns bei dir bedanken! :)

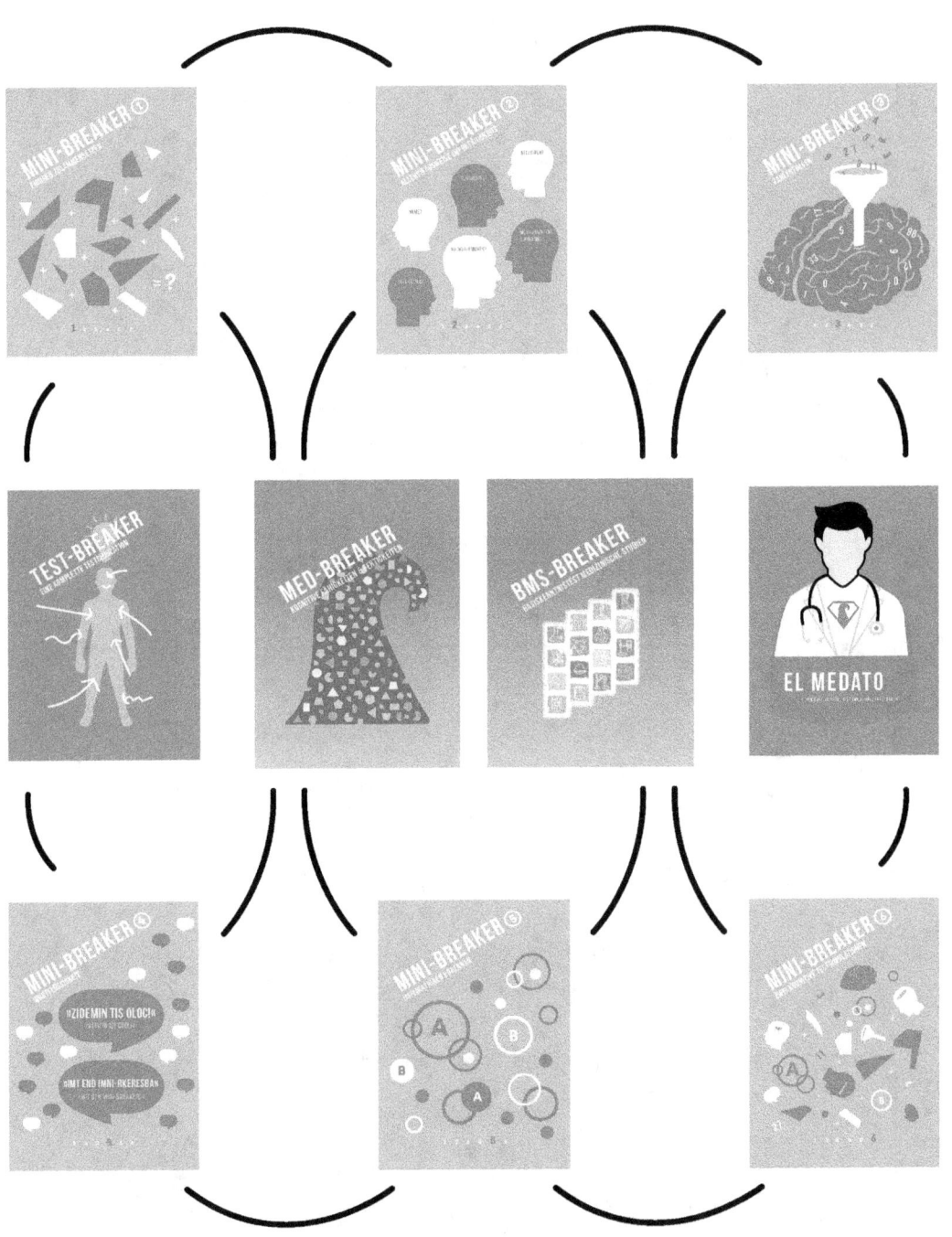

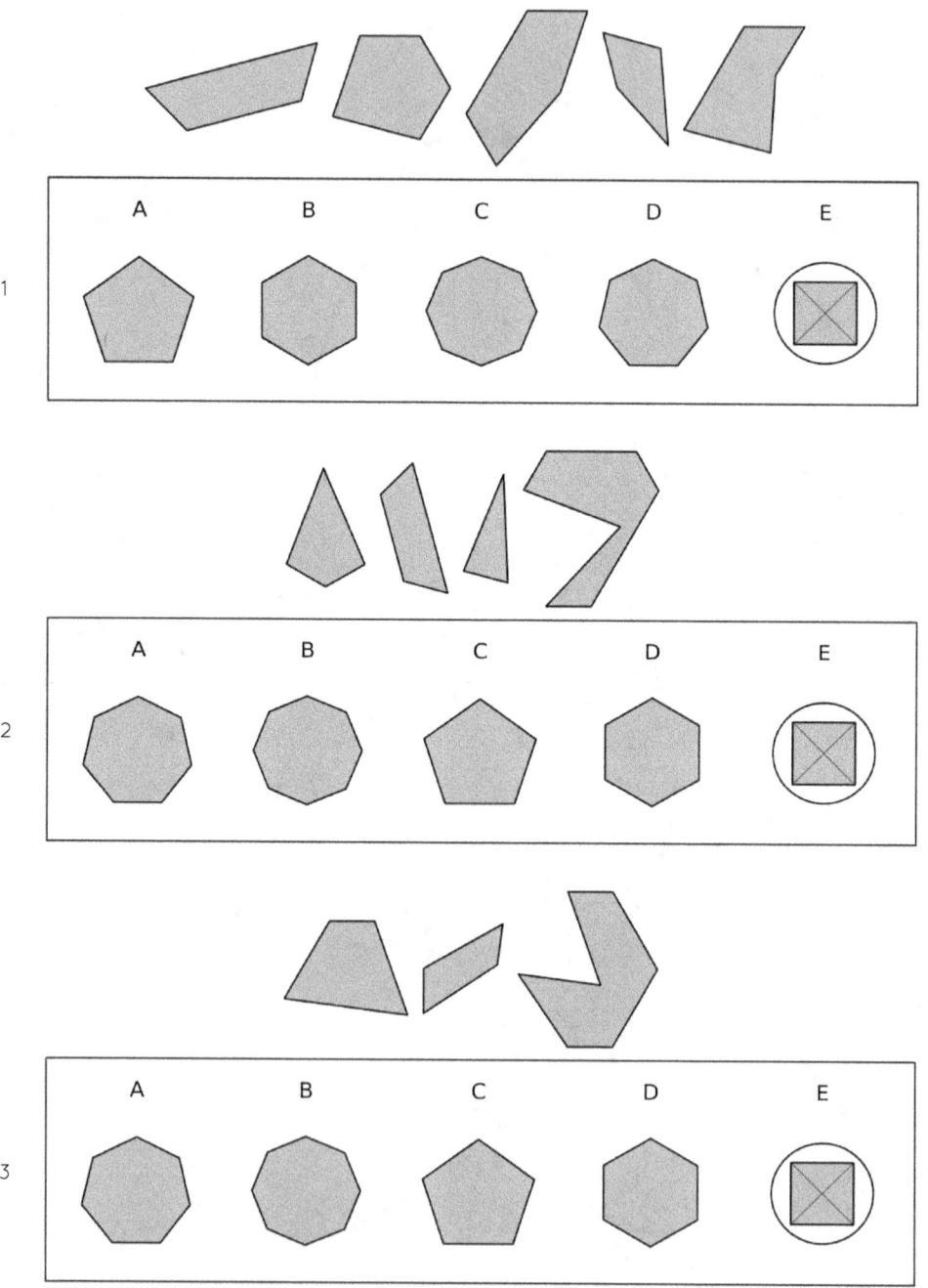

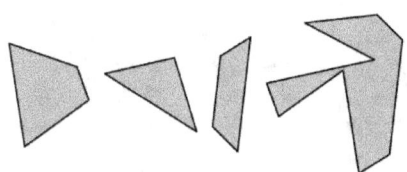

	A	B	C	D	E

4

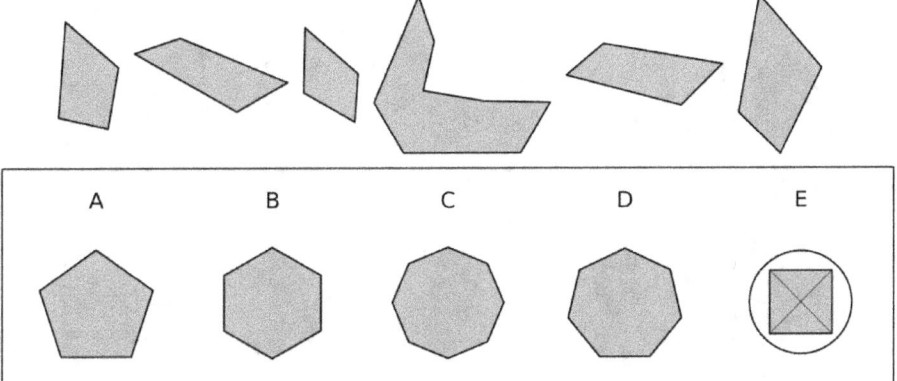

	A	B	C	D	E

5

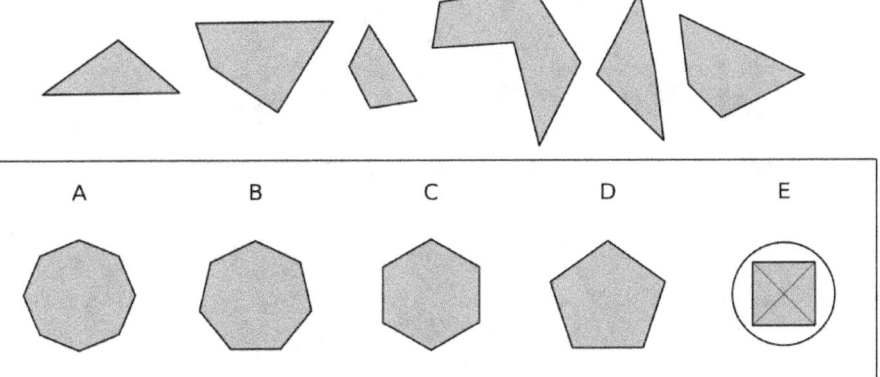

	A	B	C	D	E

6

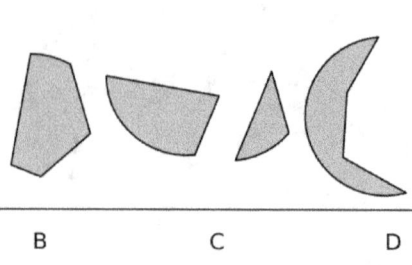

7

A	B	C	D	E

8

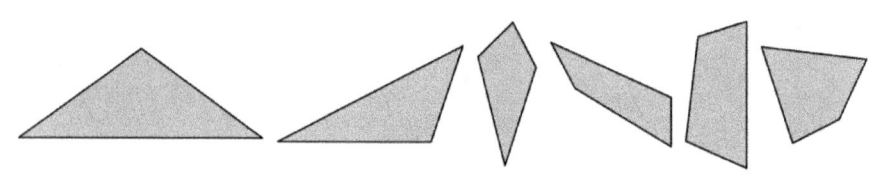

A	B	C	D	E

9

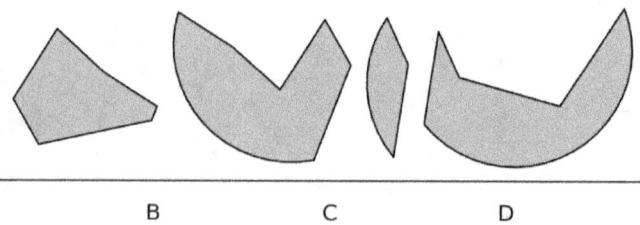

A	B	C	D	E

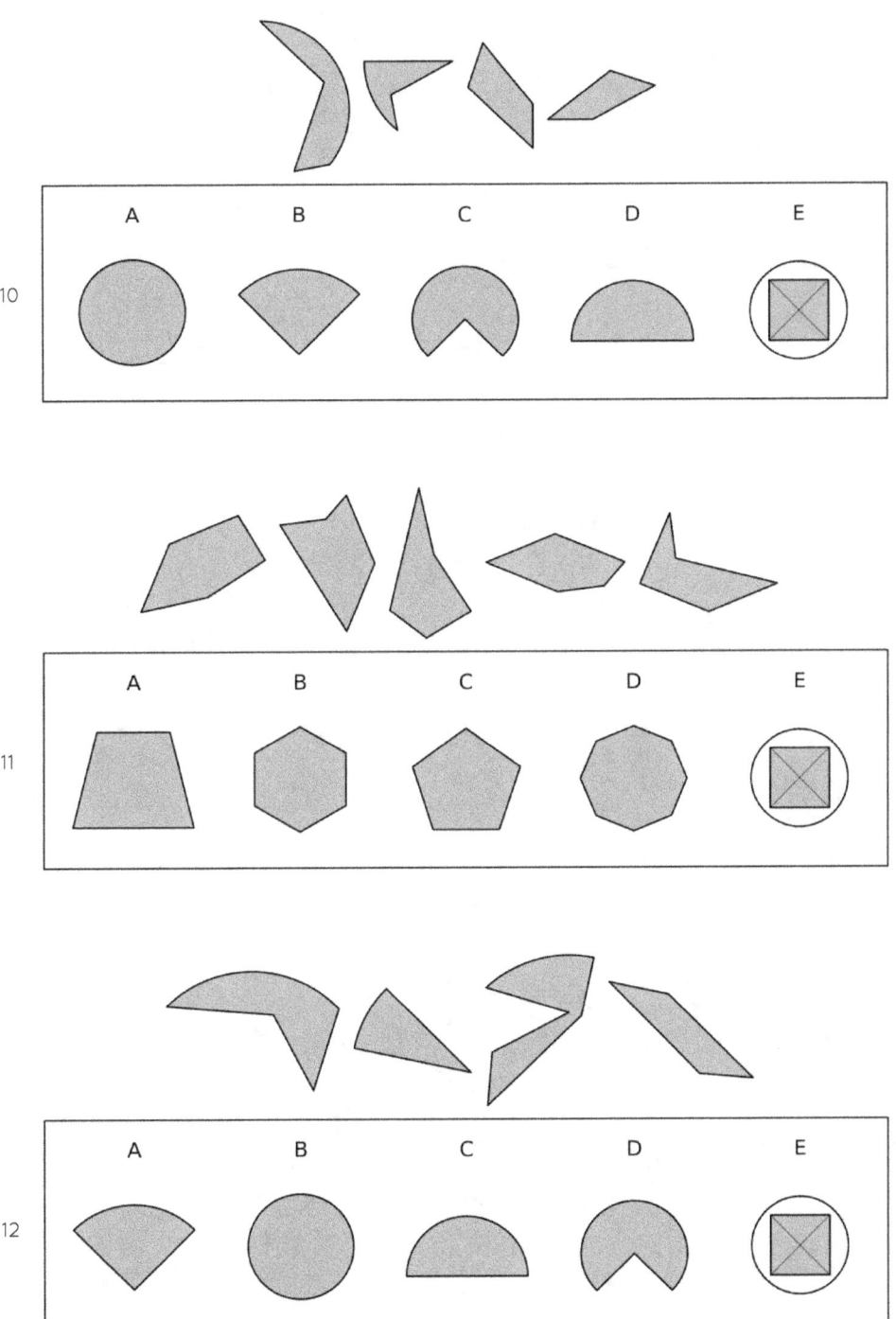

Zwei Trapeze kamen, basierend auf den Aussagen der Testteilnehmenden, erstmals im MedAT 2018 als mögliche Lösungsoption vor.

7

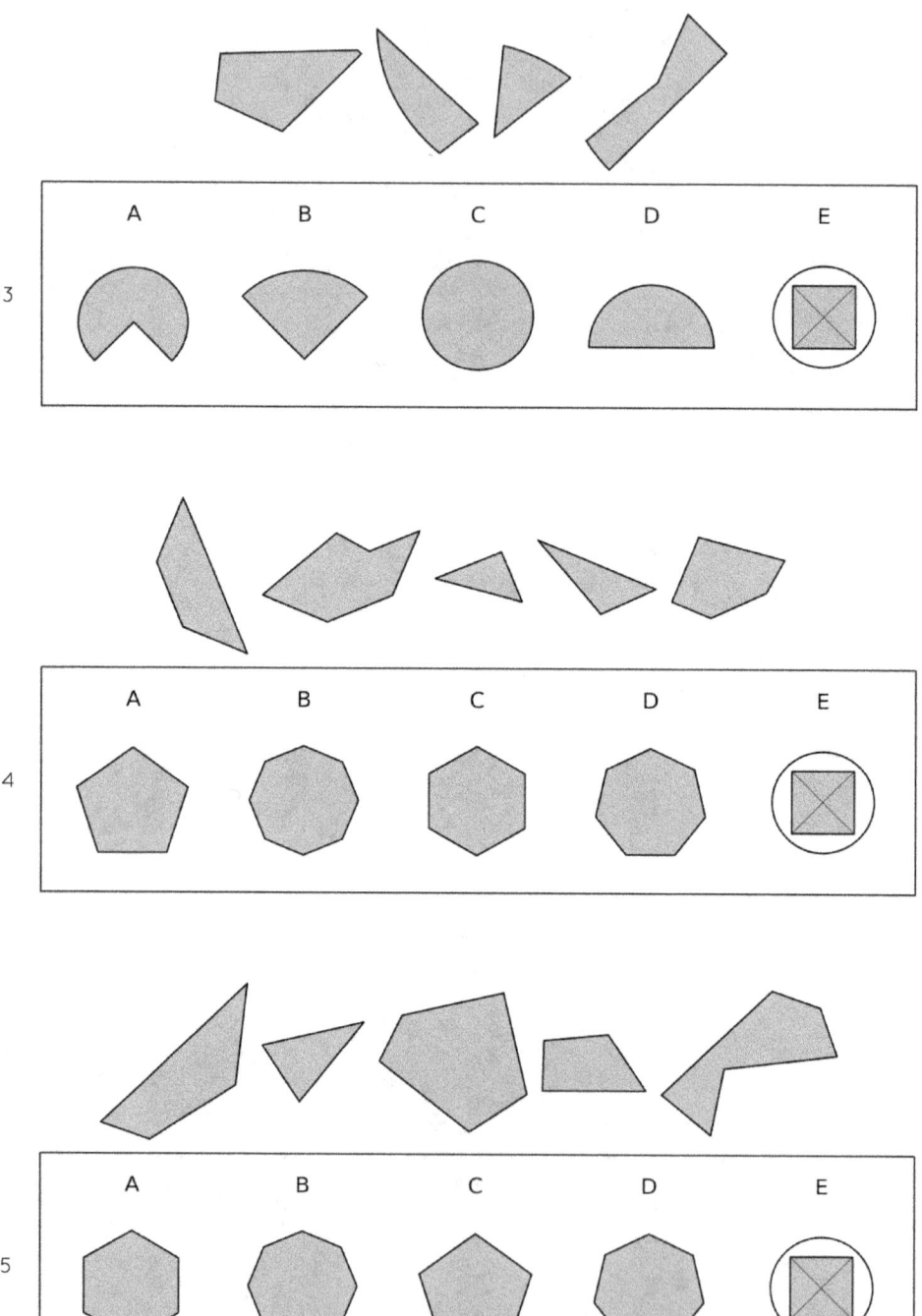

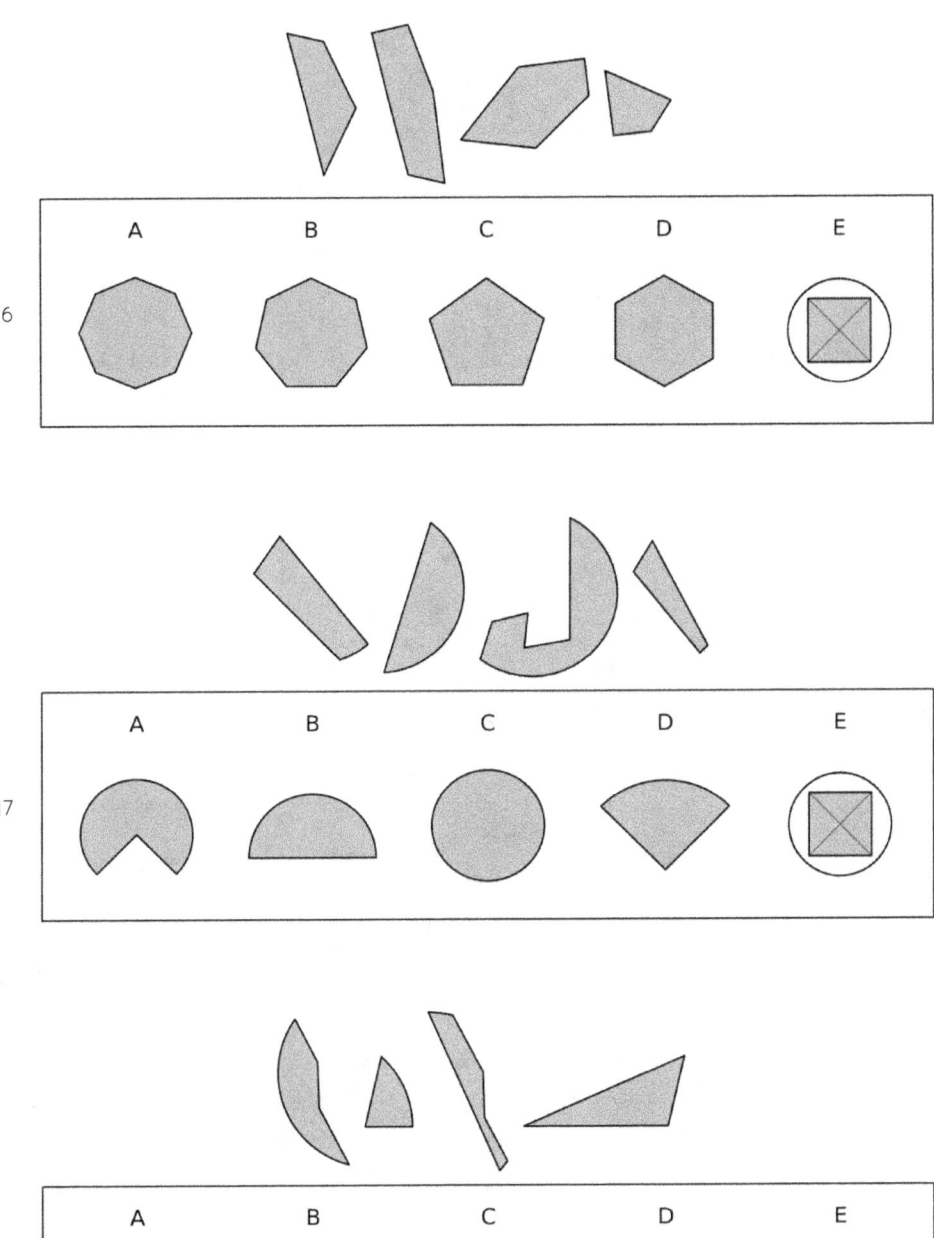

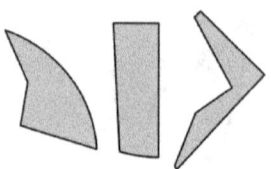

19

A	B	C	D	E

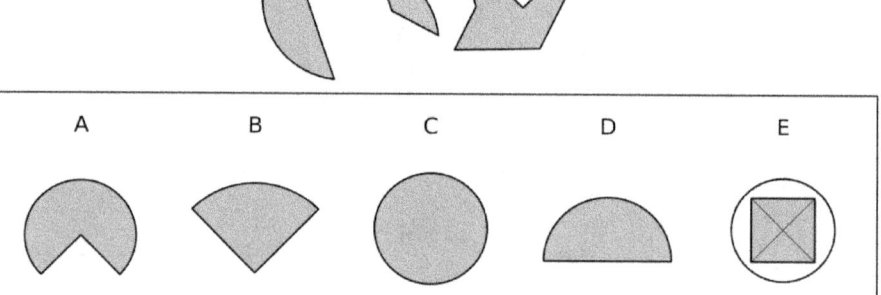

20

A	B	C	D	E

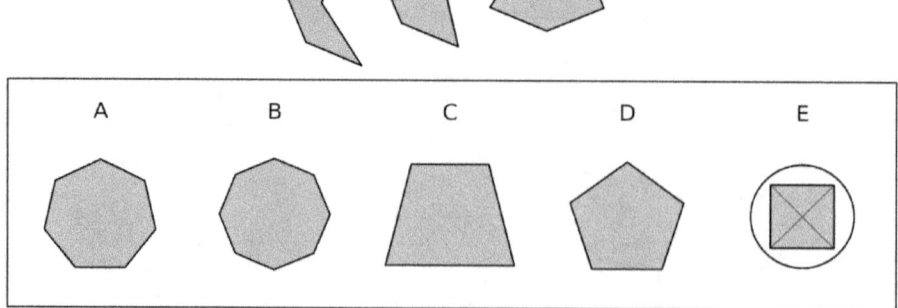

21

A	B	C	D	E

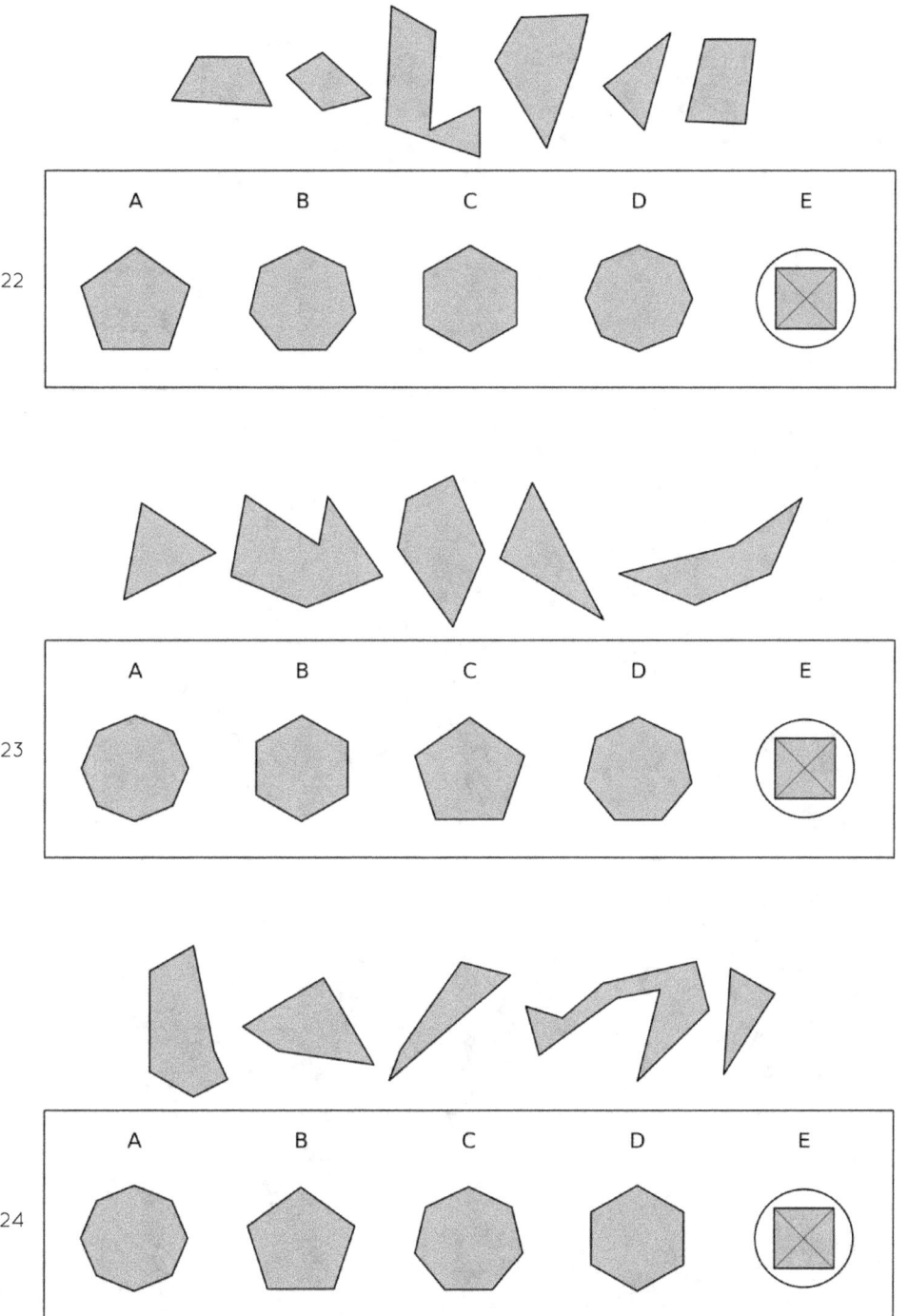

22

A   B   C   D   E

23

A   B   C   D   E

24

A   B   C   D   E

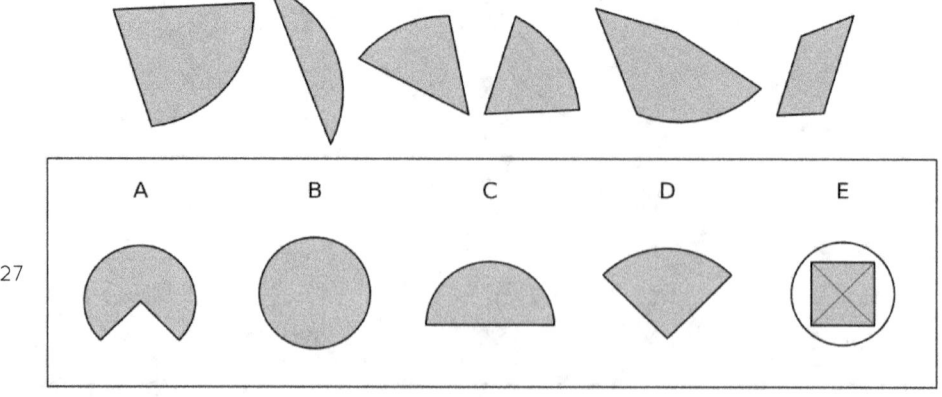

25

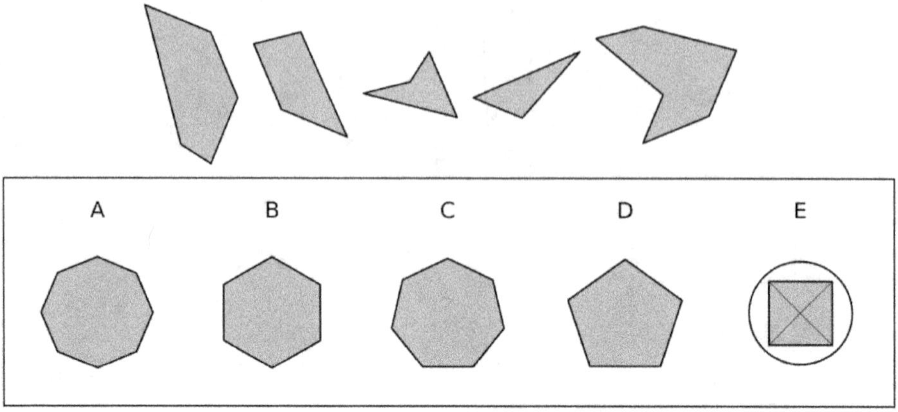

A	B	C	D	E

26

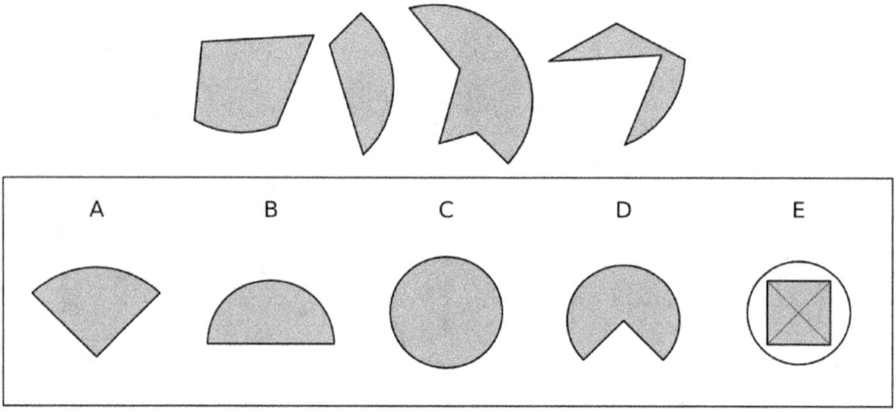

A	B	C	D	E

27

A	B	C	D	E

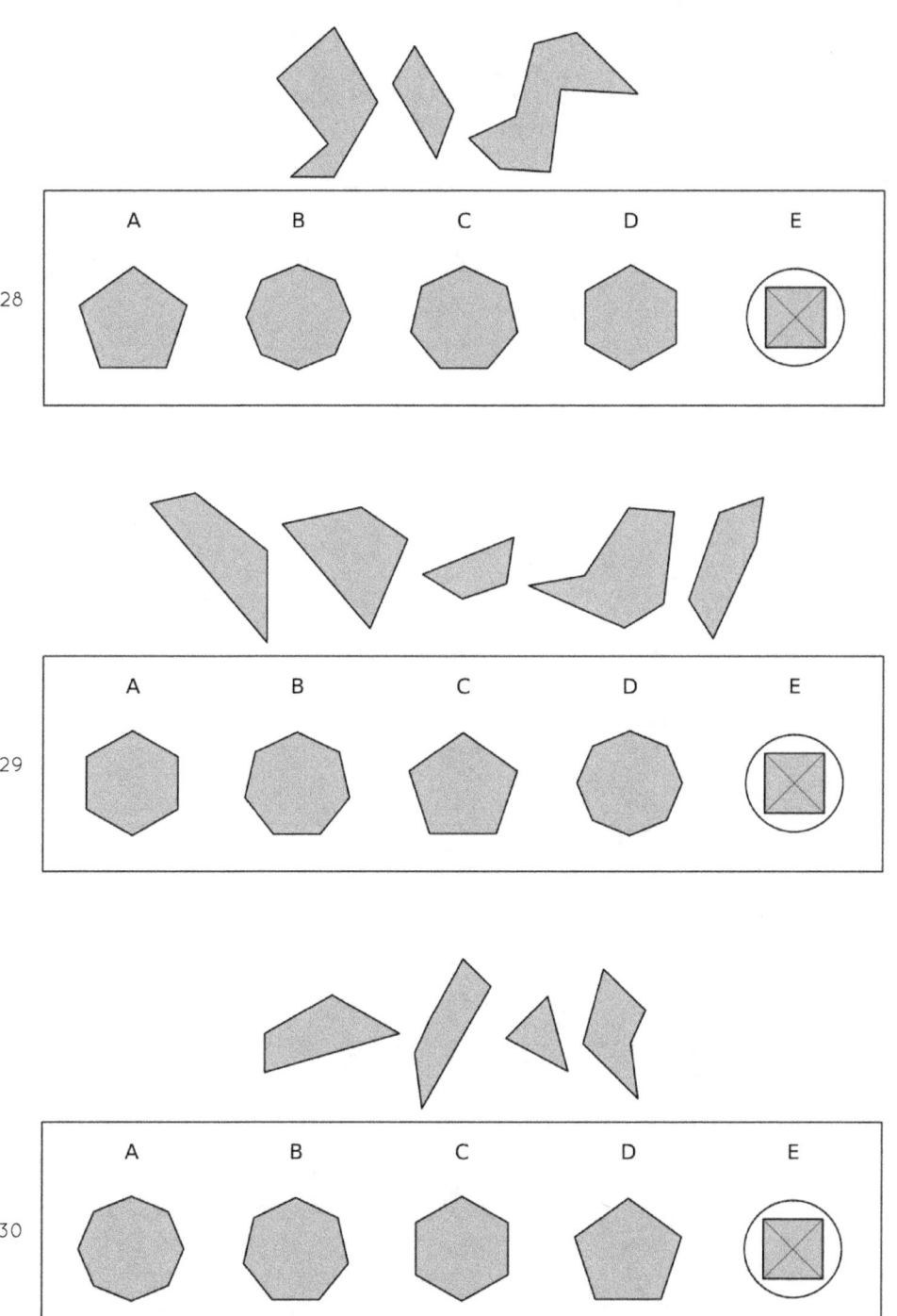

28

A B C D E

29

A B C D E

30

A B C D E

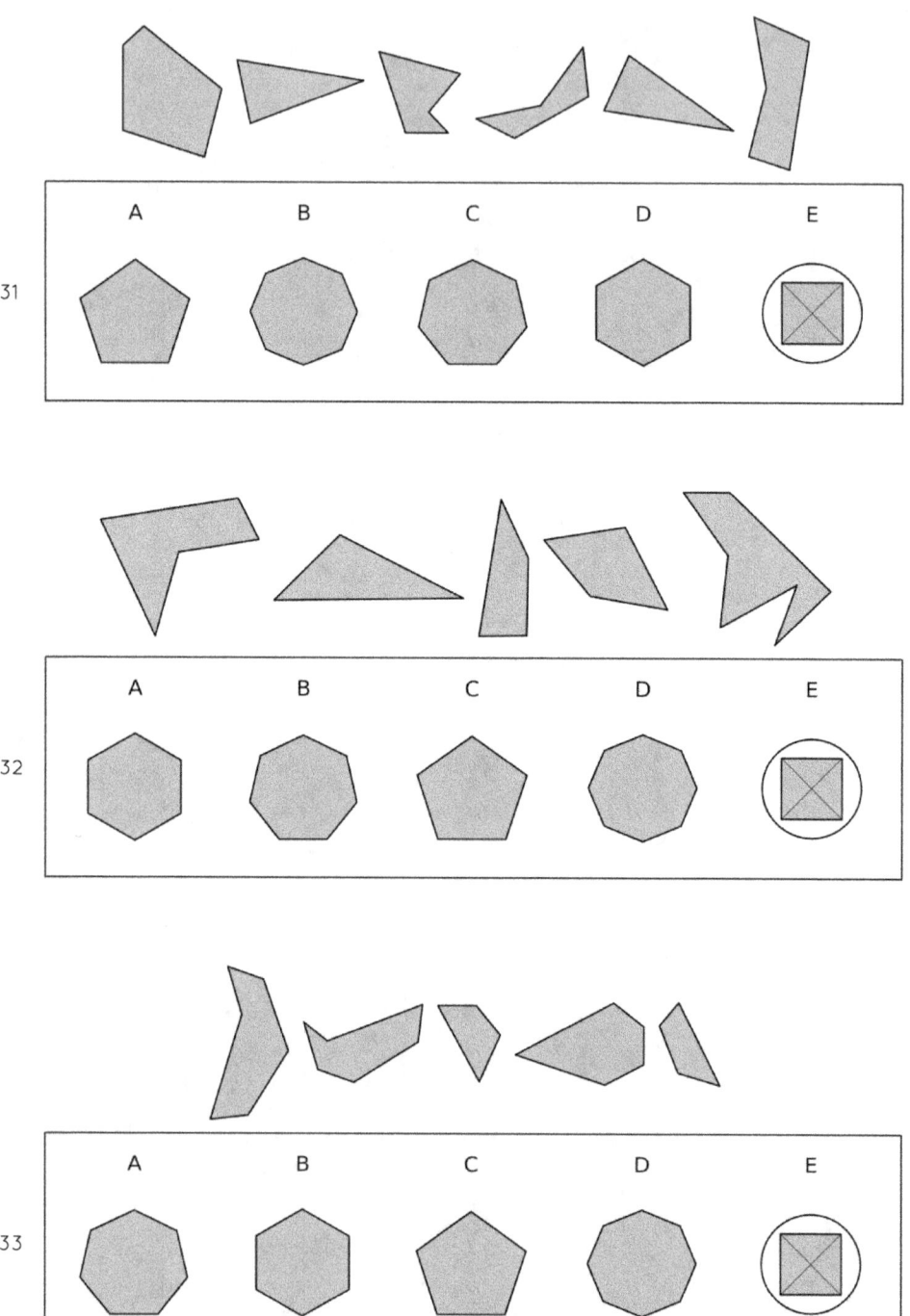

31

| A | B | C | D | E |

32

| A | B | C | D | E |

33

| A | B | C | D | E |

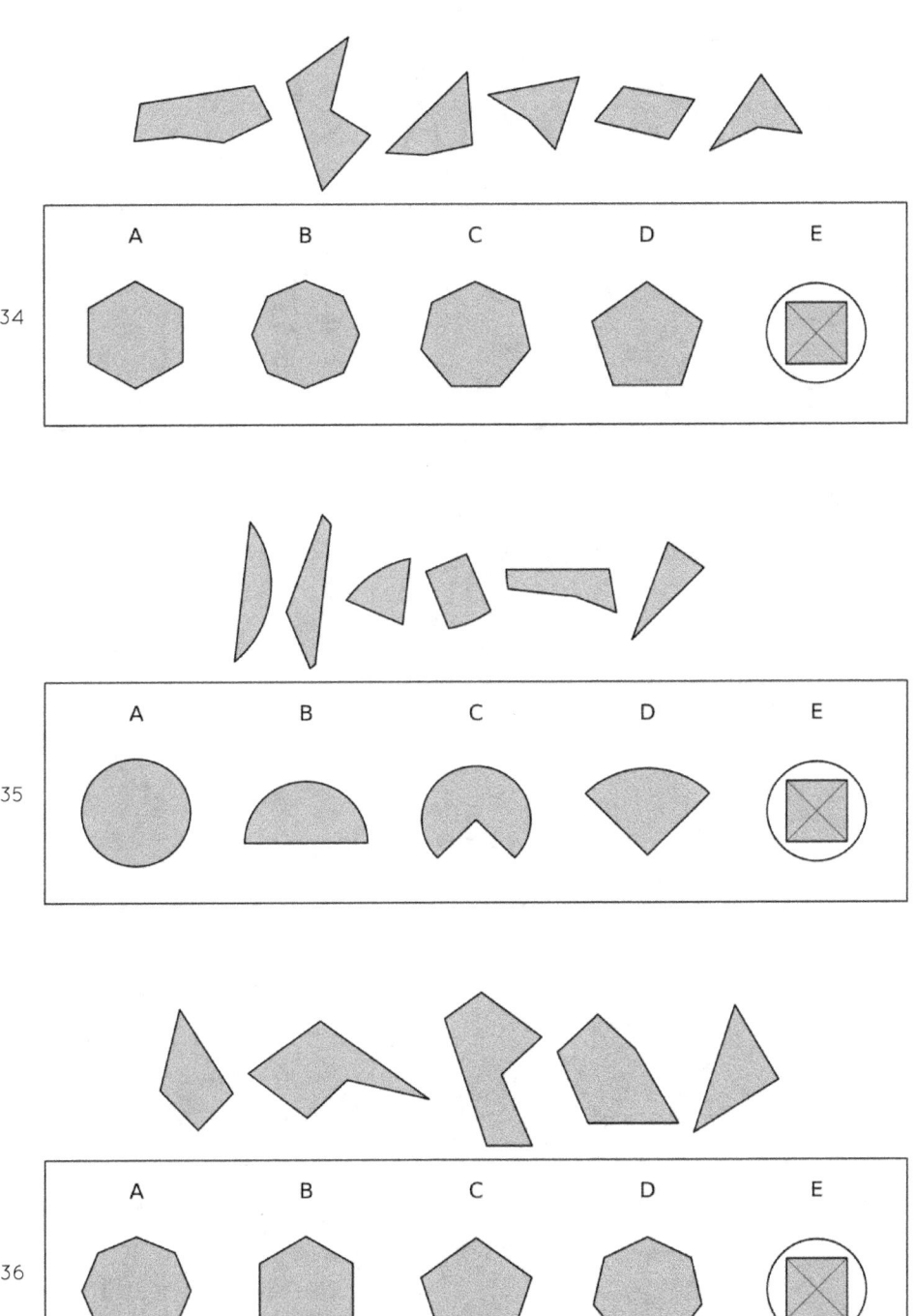

34

A	B	C	D	E

35

A	B	C	D	E

36

A	B	C	D	E

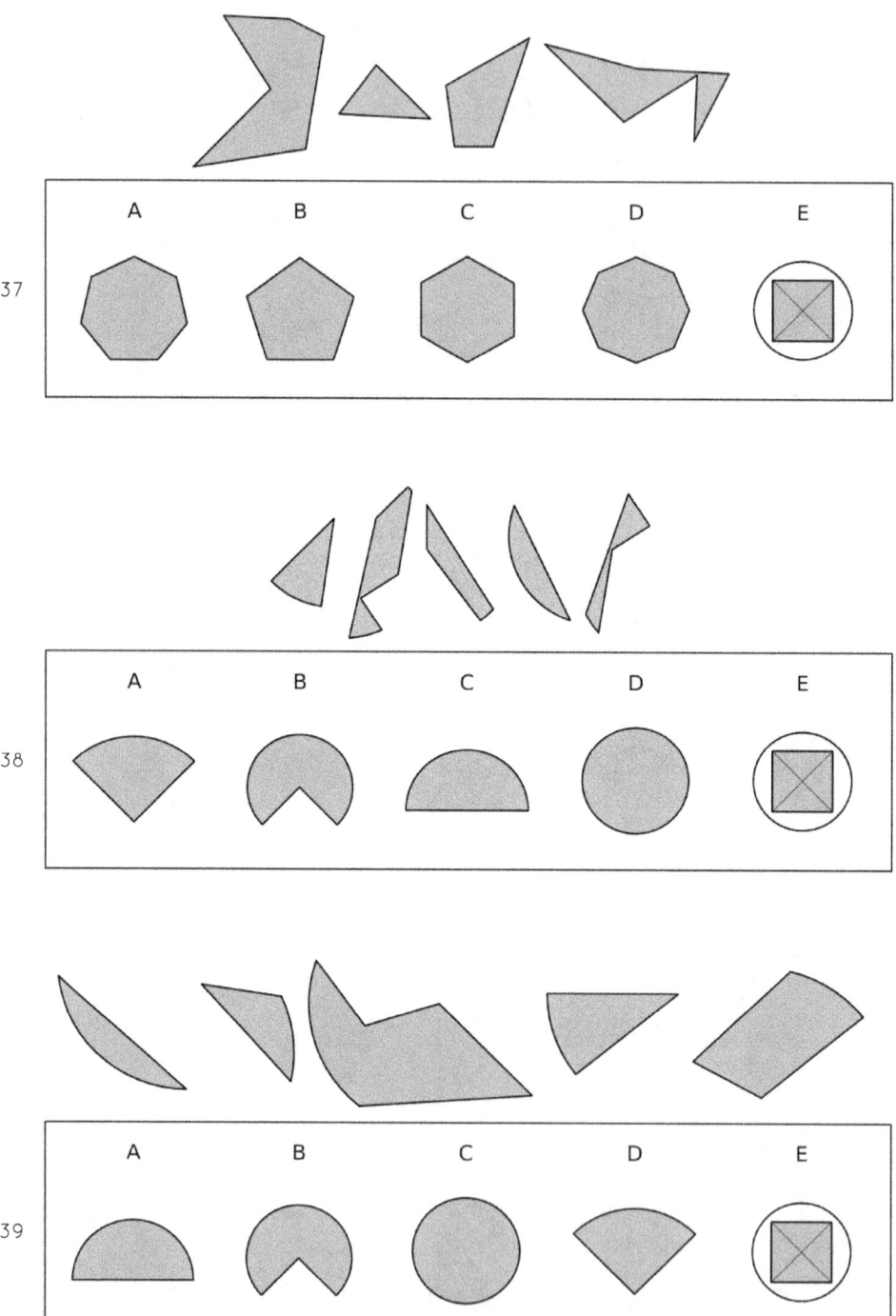

37

A B C D E

38

A B C D E

39

A B C D E

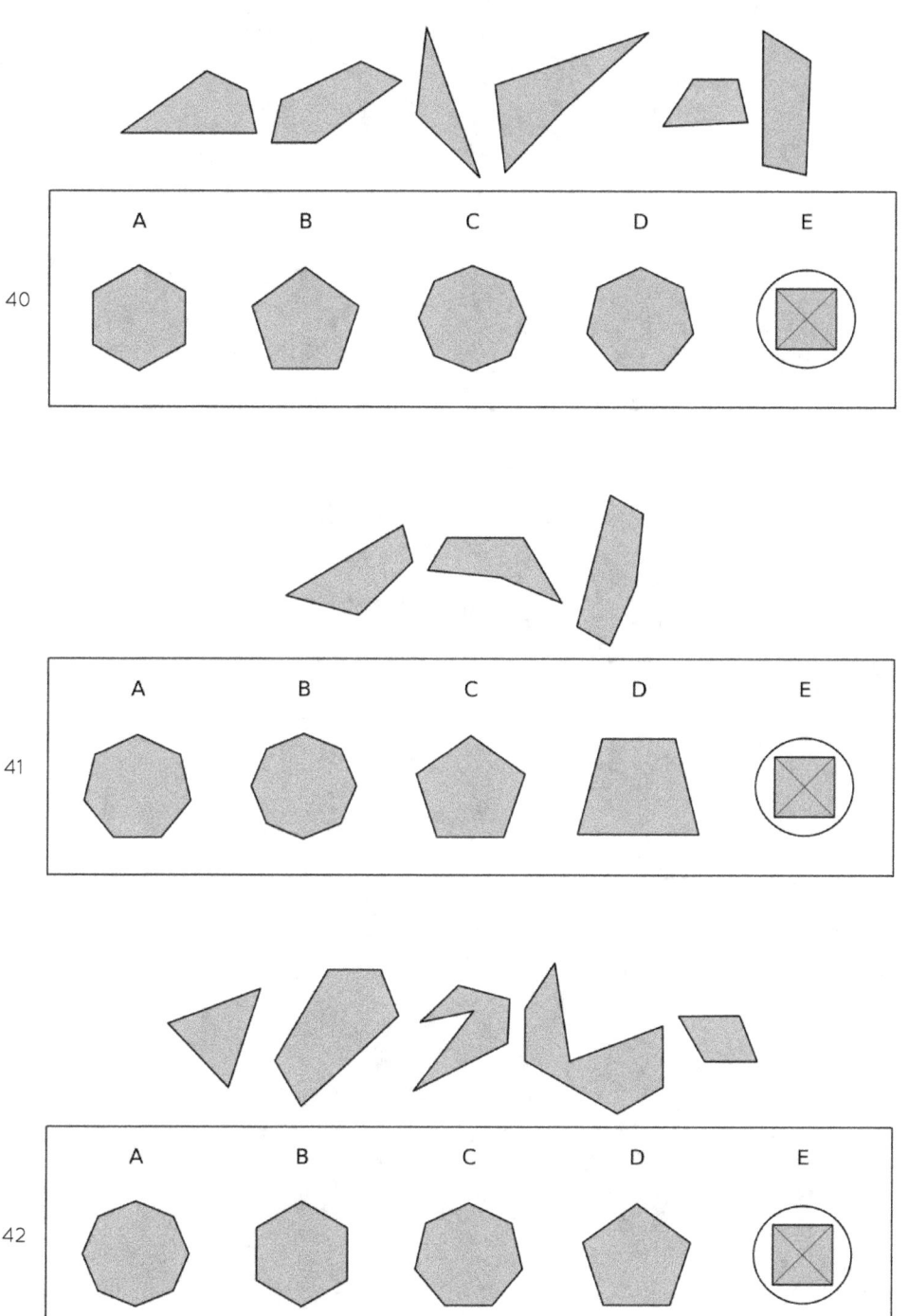

40

| A | B | C | D | E |

41

| A | B | C | D | E |

42

| A | B | C | D | E |

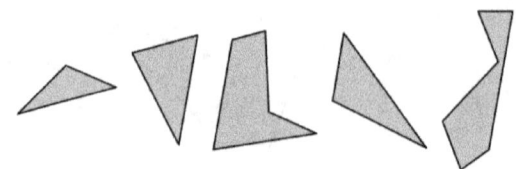

	A	B	C	D	E
43					

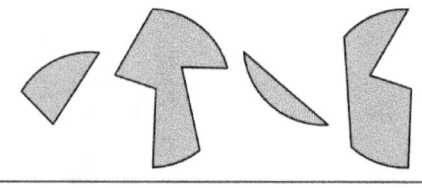

	A	B	C	D	E
44					

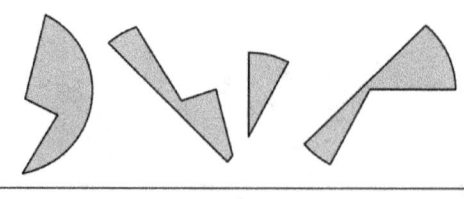

	A	B	C	D	E
45					

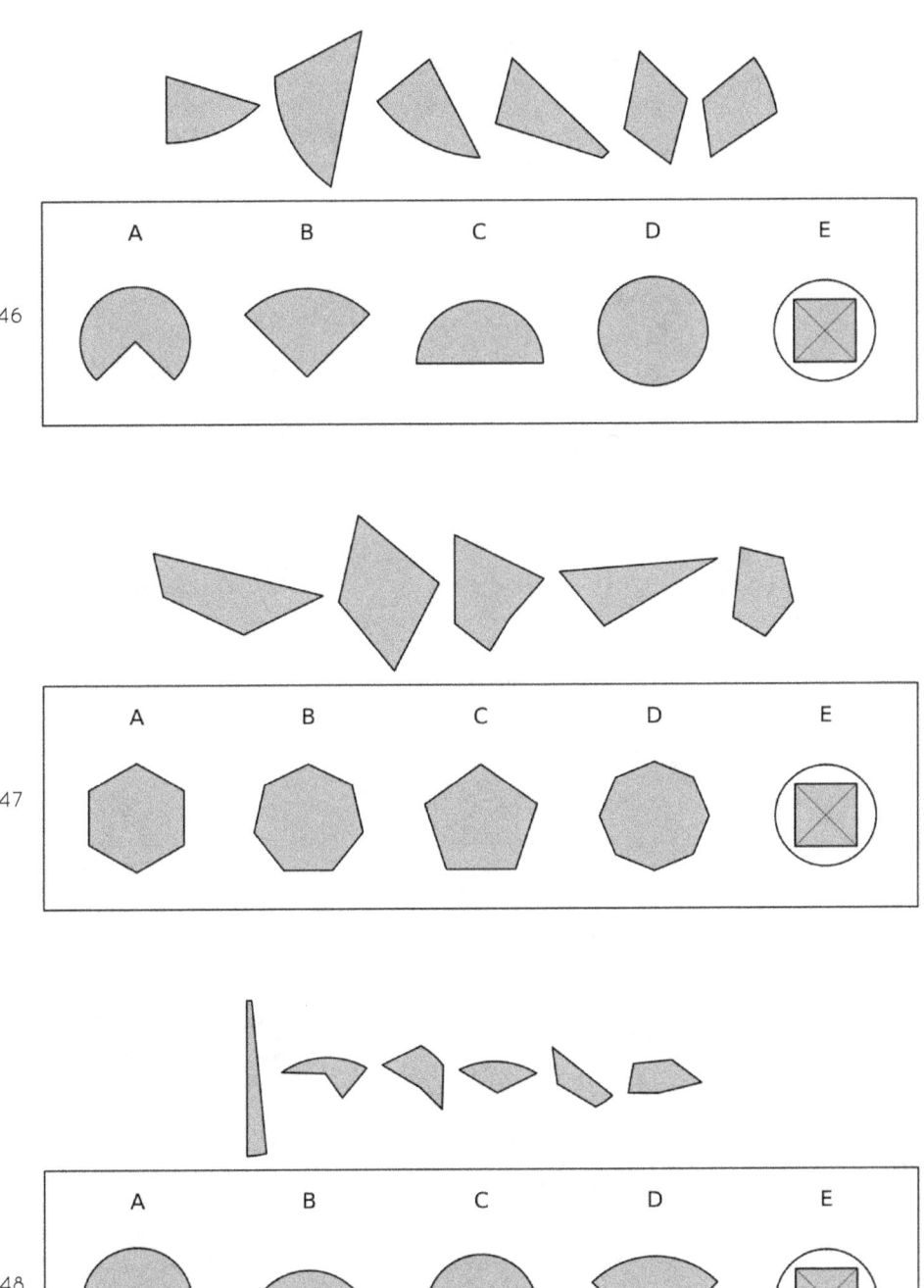

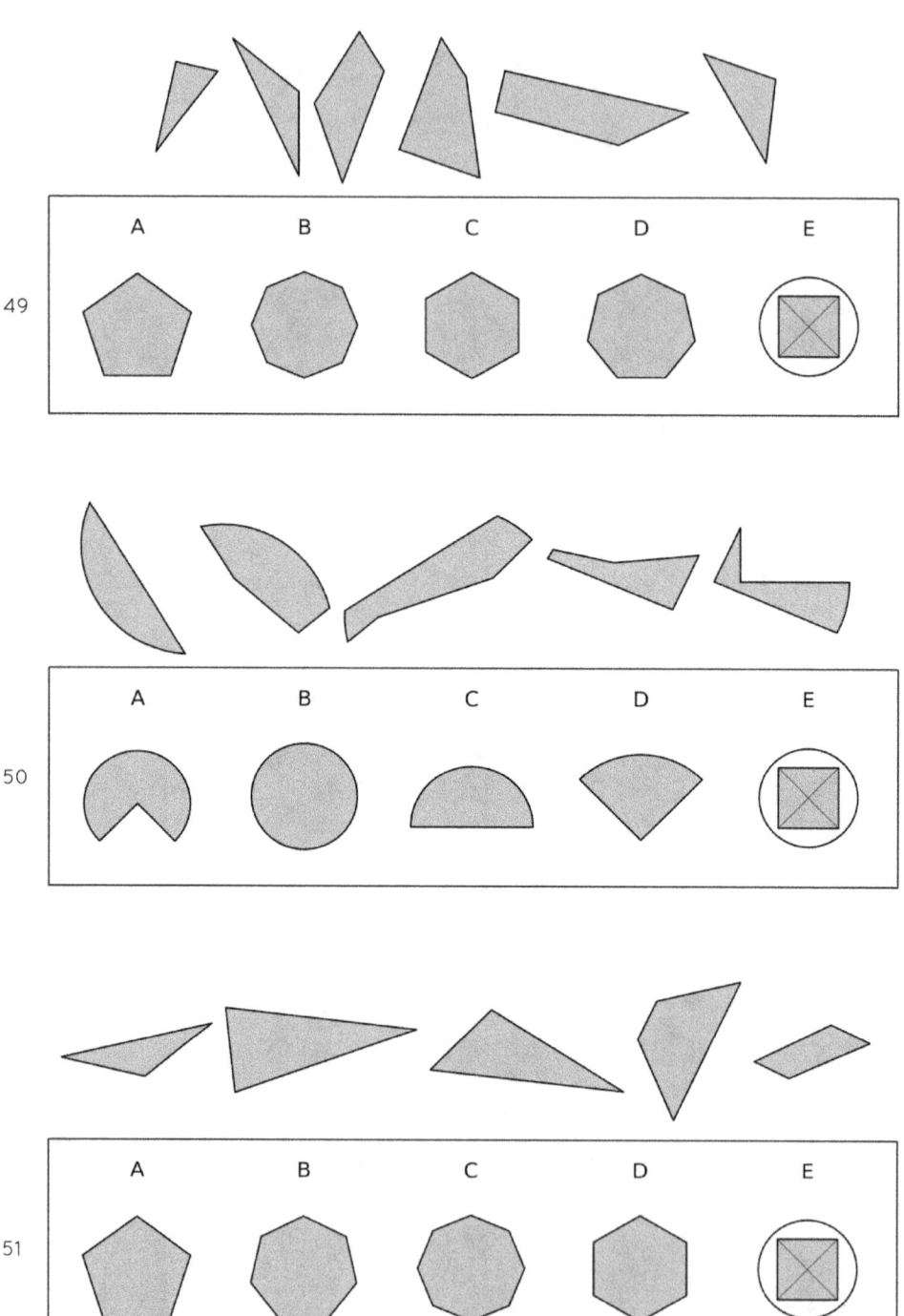

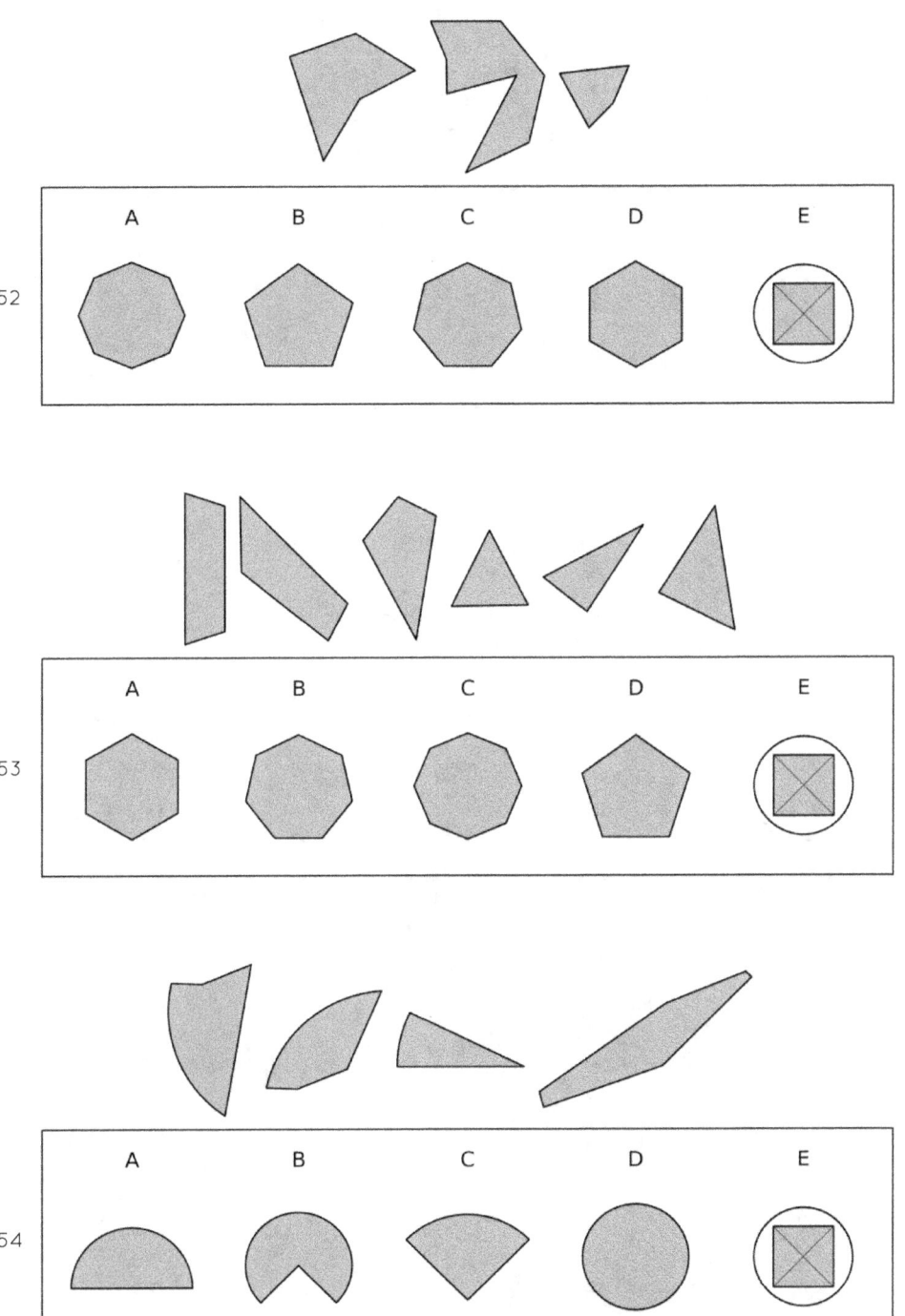

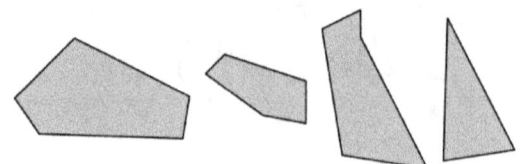

55

A	B	C	D	E

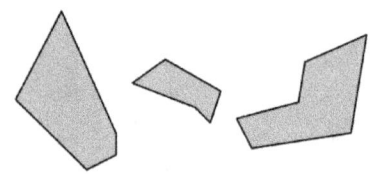

56

A	B	C	D	E

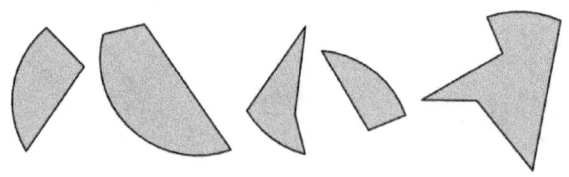

57

A	B	C	D	E

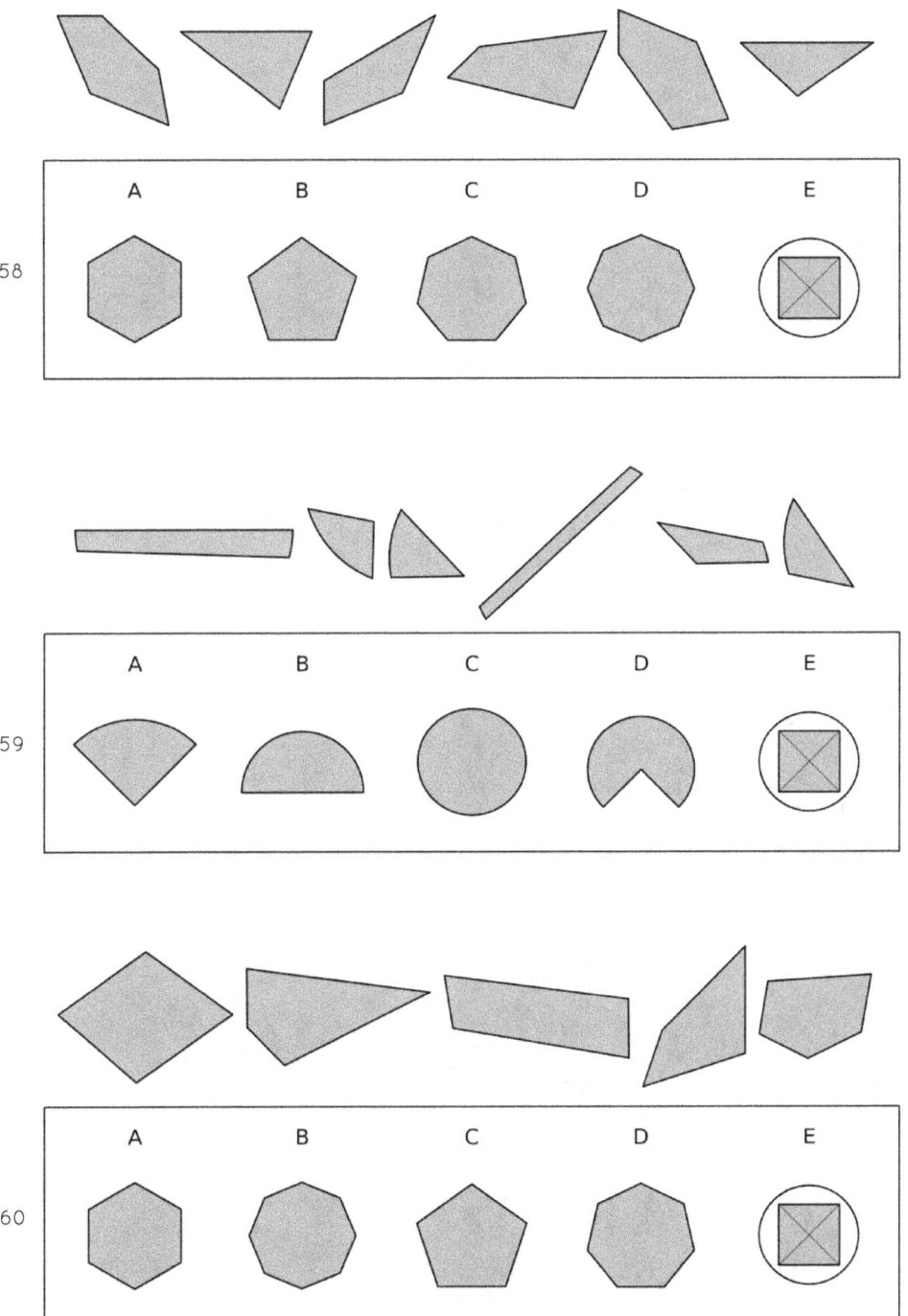

58

A	B	C	D	E

59

A	B	C	D	E

60

A	B	C	D	E

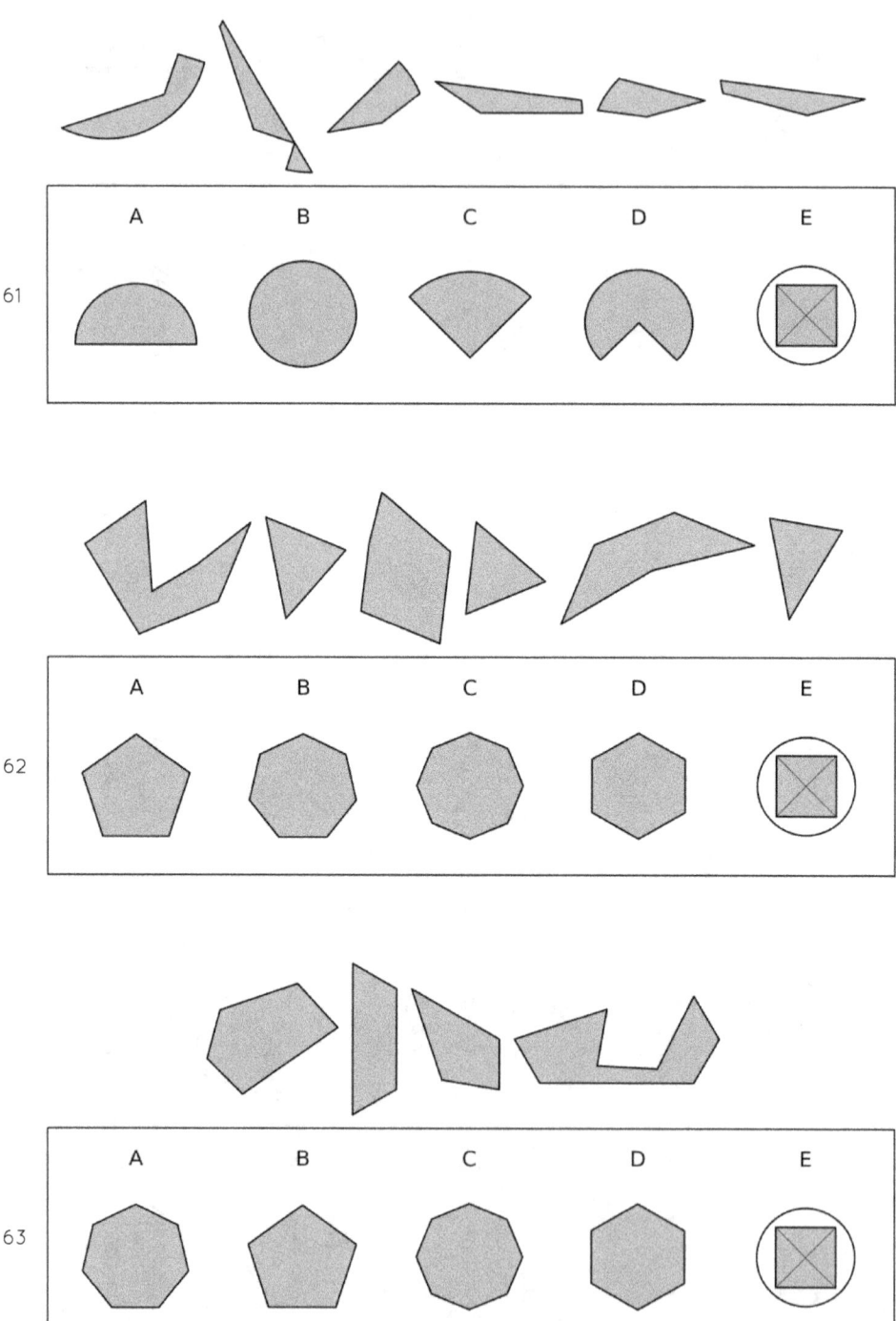

61

A	B	C	D	E

62

A	B	C	D	E

63

A	B	C	D	E

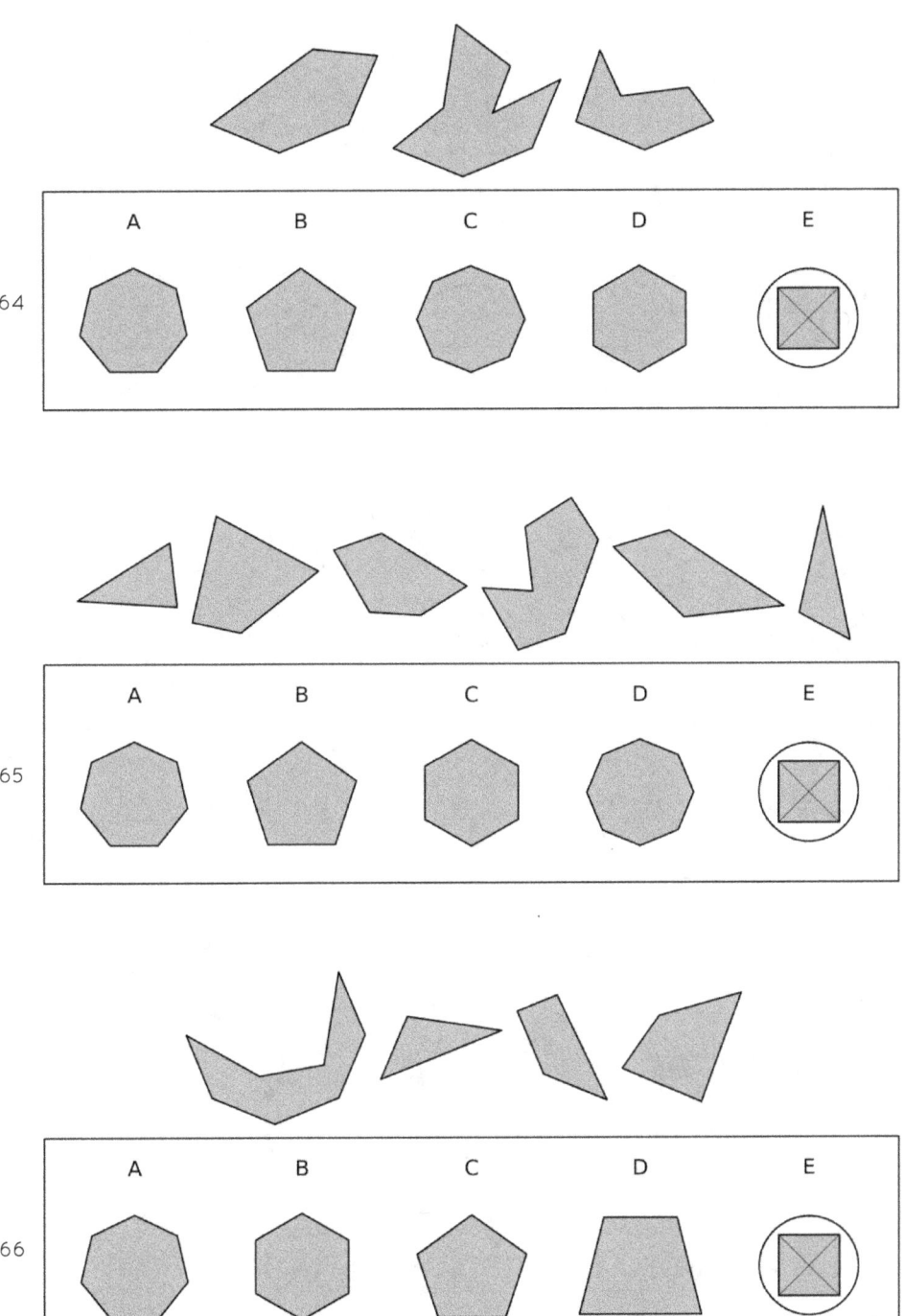

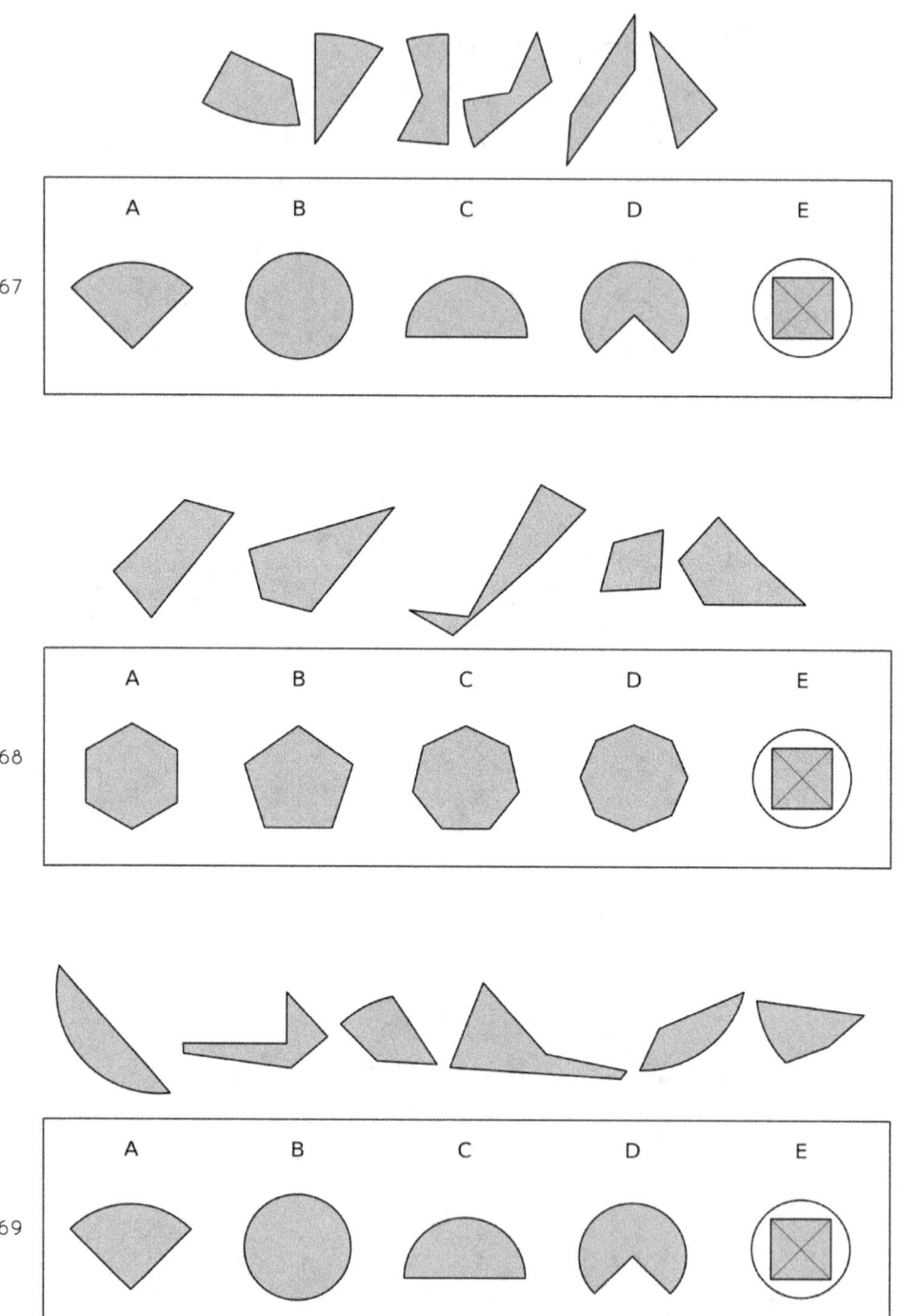

67

A	B	C	D	E

68

A	B	C	D	E

69

A	B	C	D	E

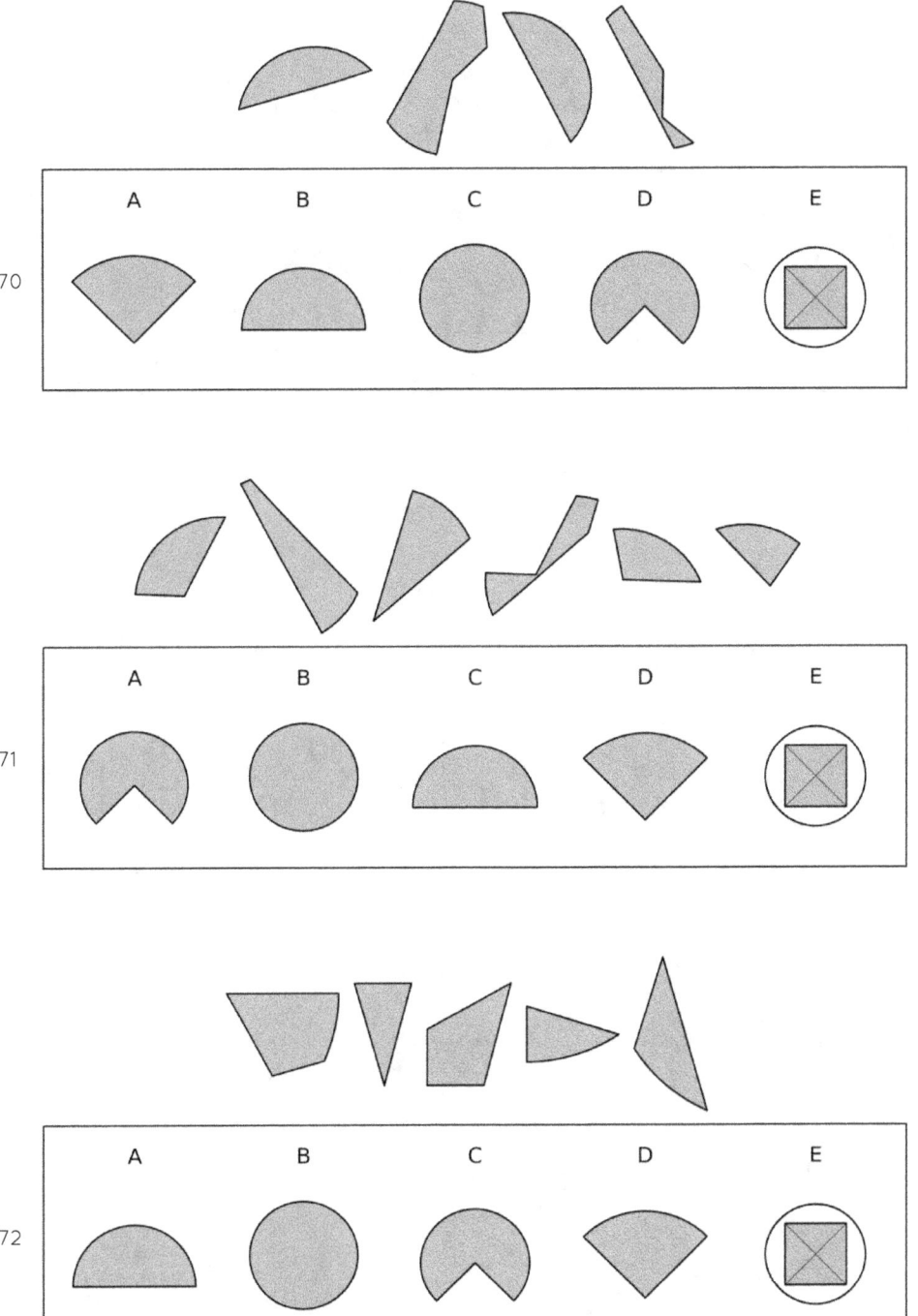

70

A	B	C	D	E

71

A	B	C	D	E

72

A	B	C	D	E

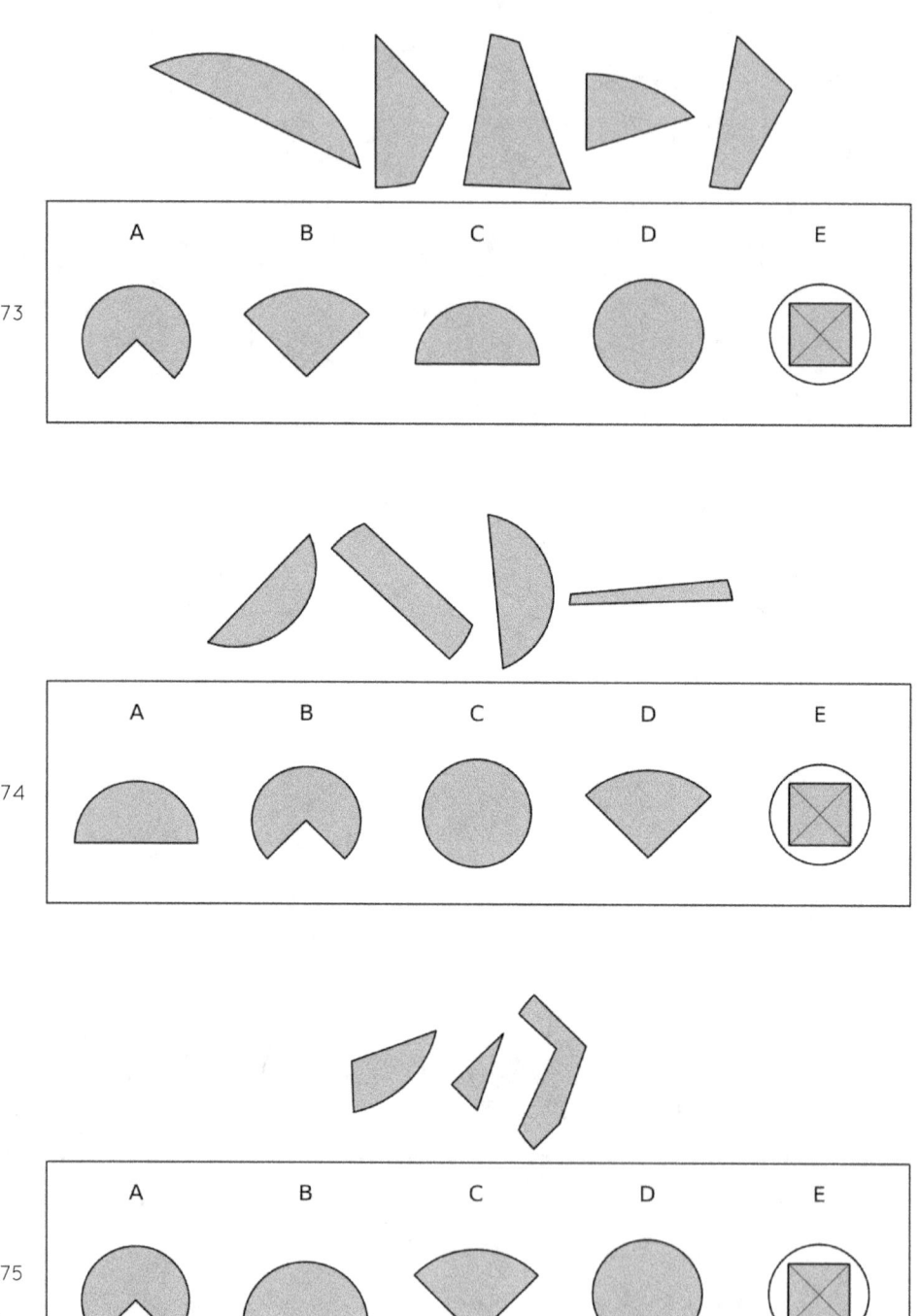

73

A B C D E

74

A B C D E

75

A B C D E

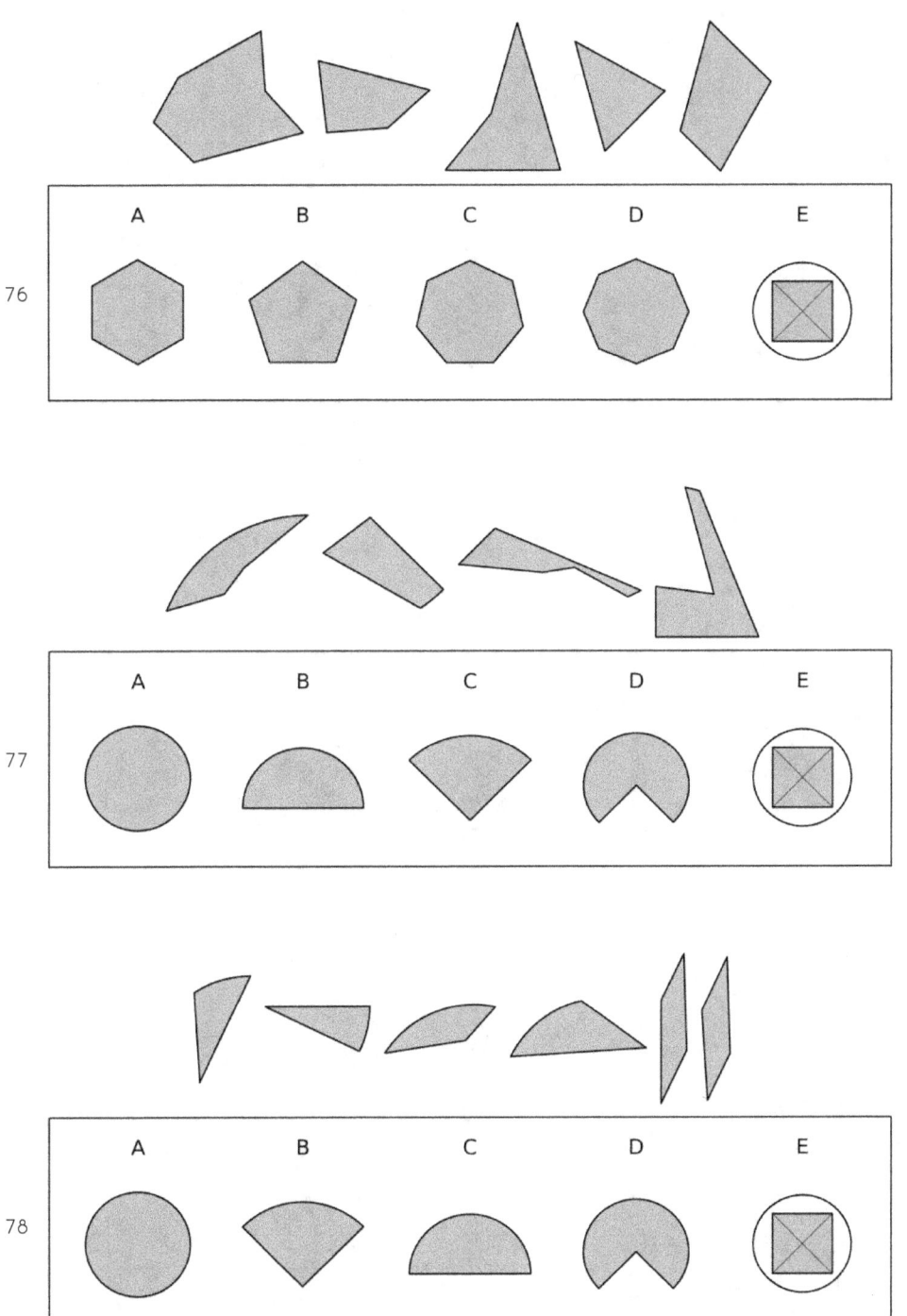

76

A	B	C	D	E

77

A	B	C	D	E

78

A	B	C	D	E

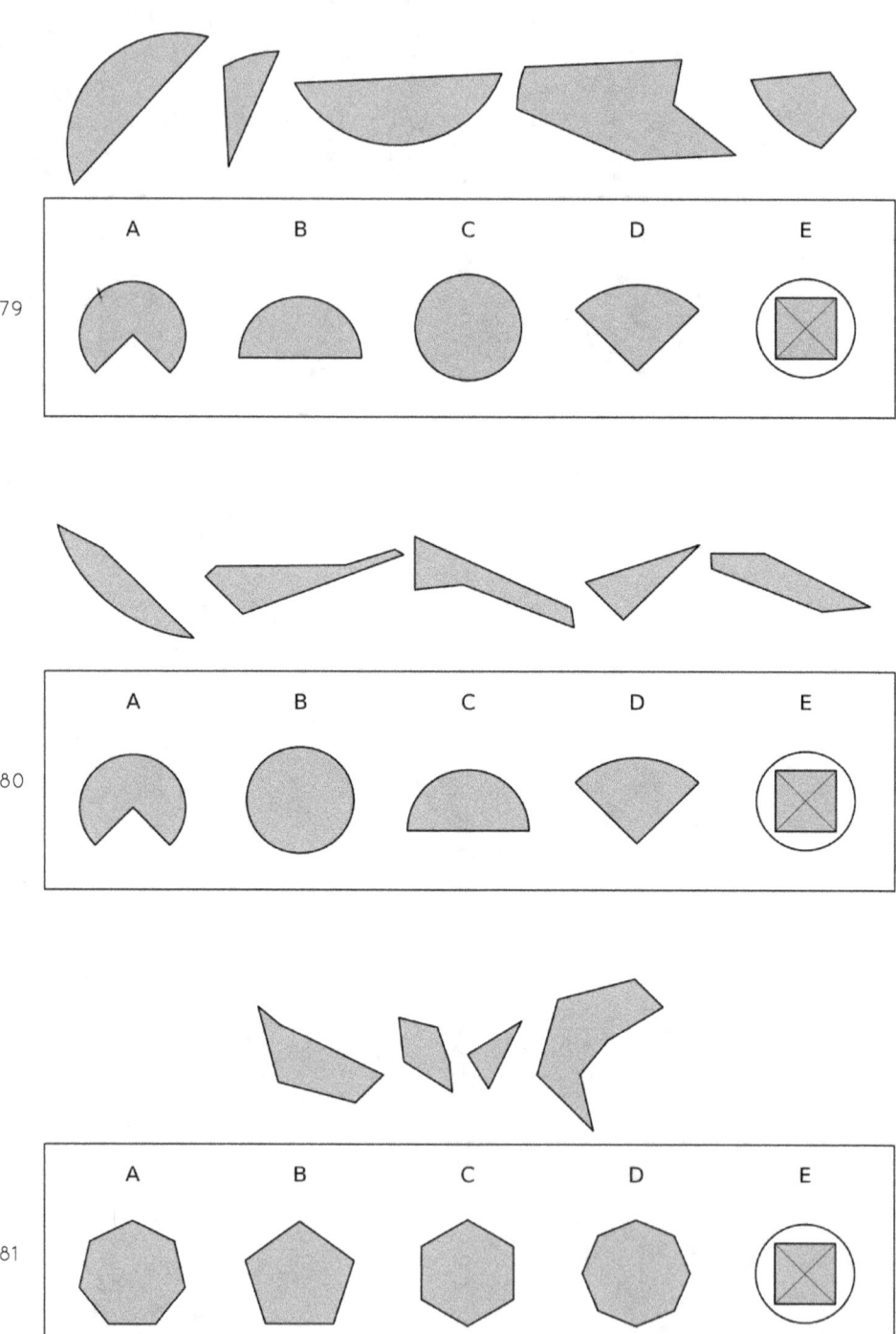

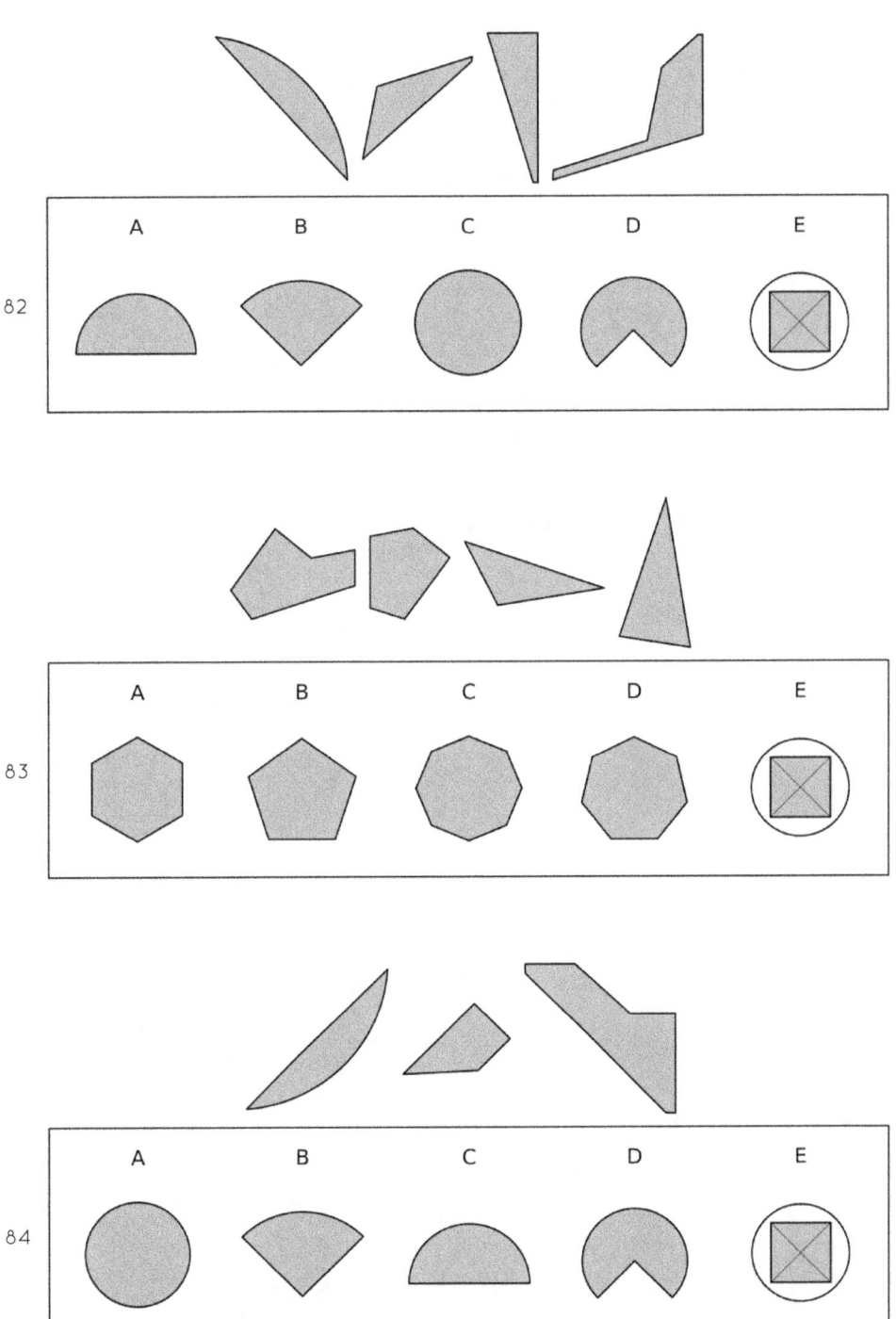

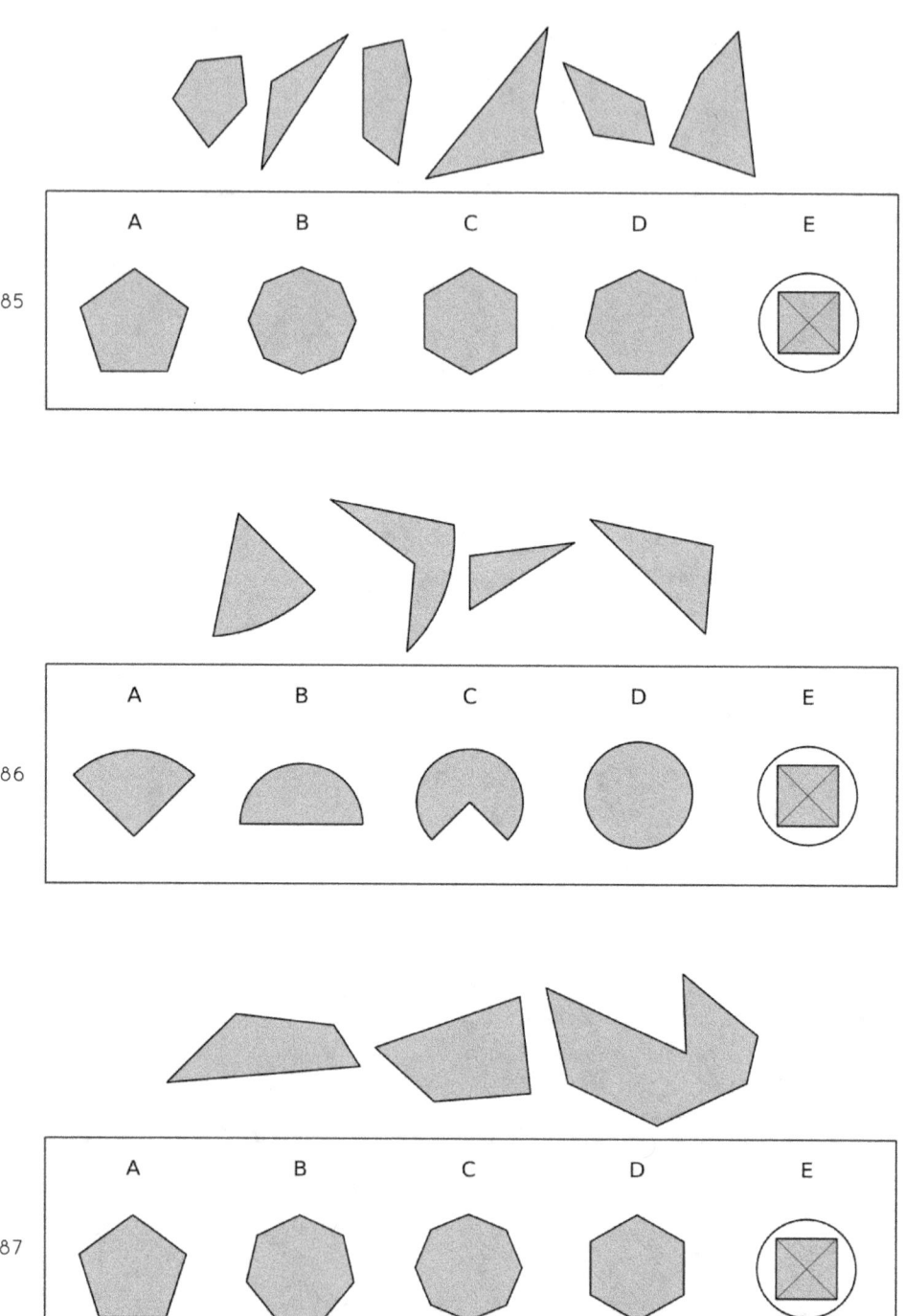

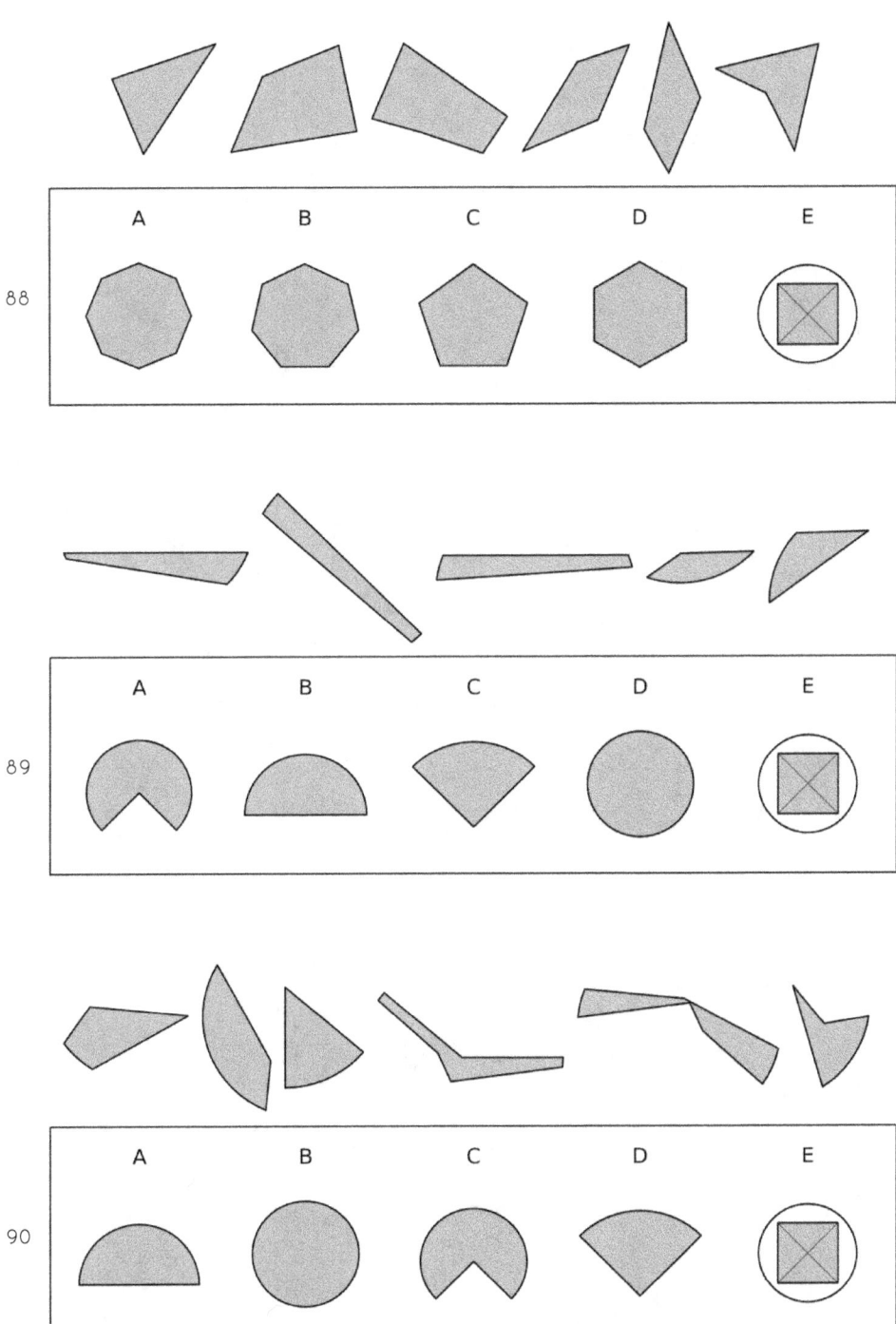

88

A B C D E

89

A B C D E

90

A B C D E

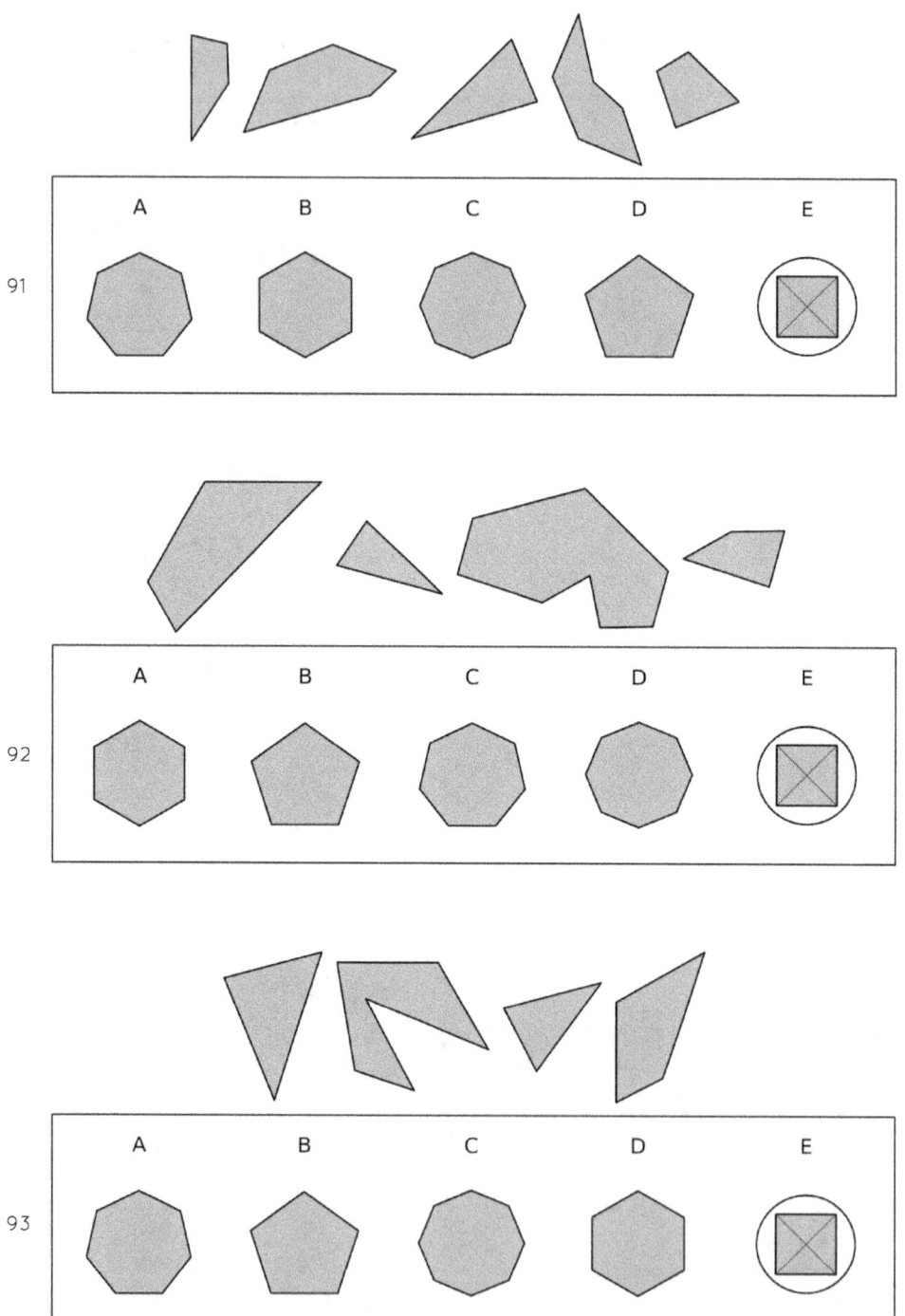

91

A B C D E

92

A B C D E

93

A B C D E

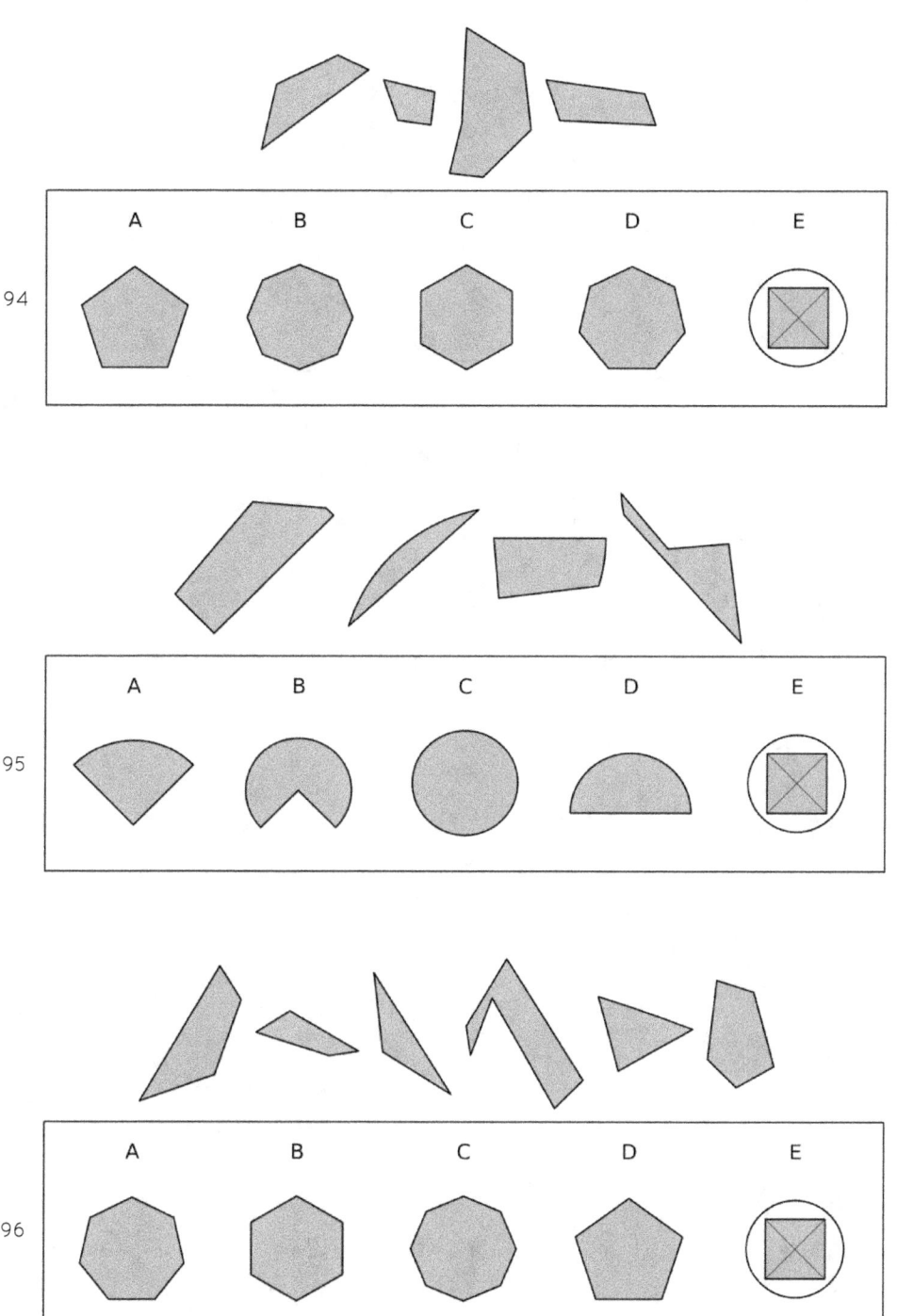

94

A B C D E

95

A B C D E

96

A B C D E

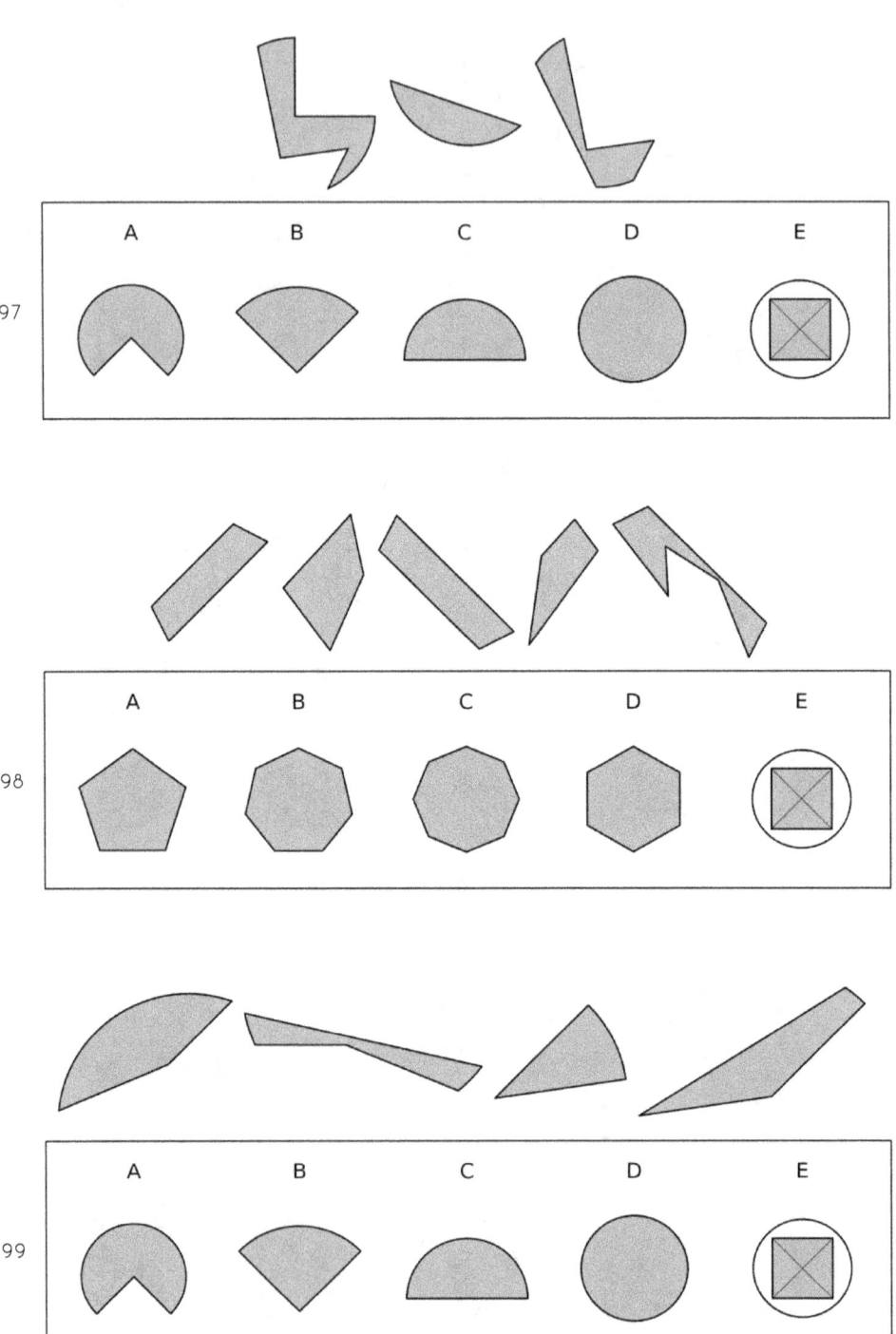

97

A B C D E

98

A B C D E

99

A B C D E

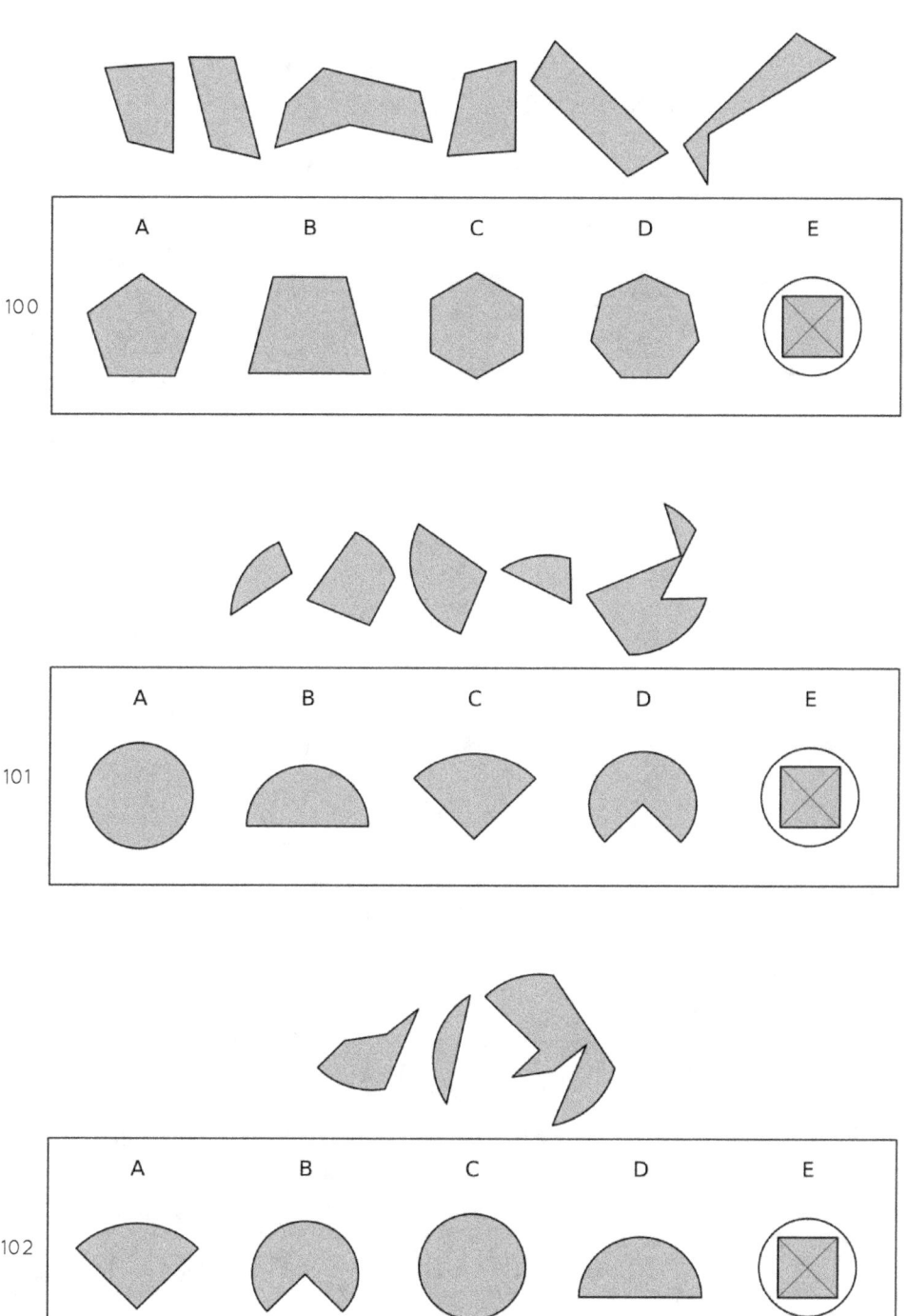

100

A	B	C	D	E

101

A	B	C	D	E

102

A	B	C	D	E

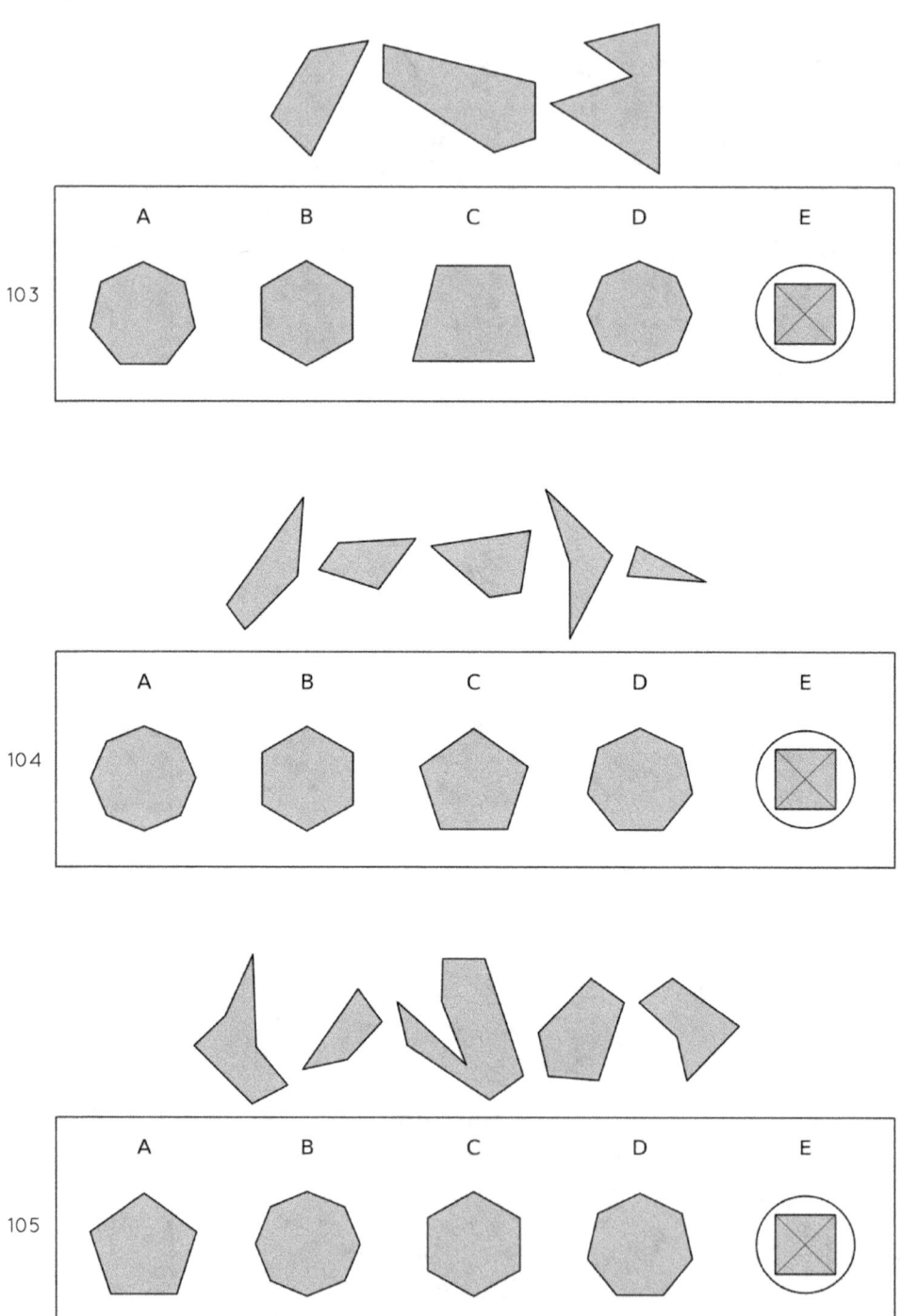

103

104

105

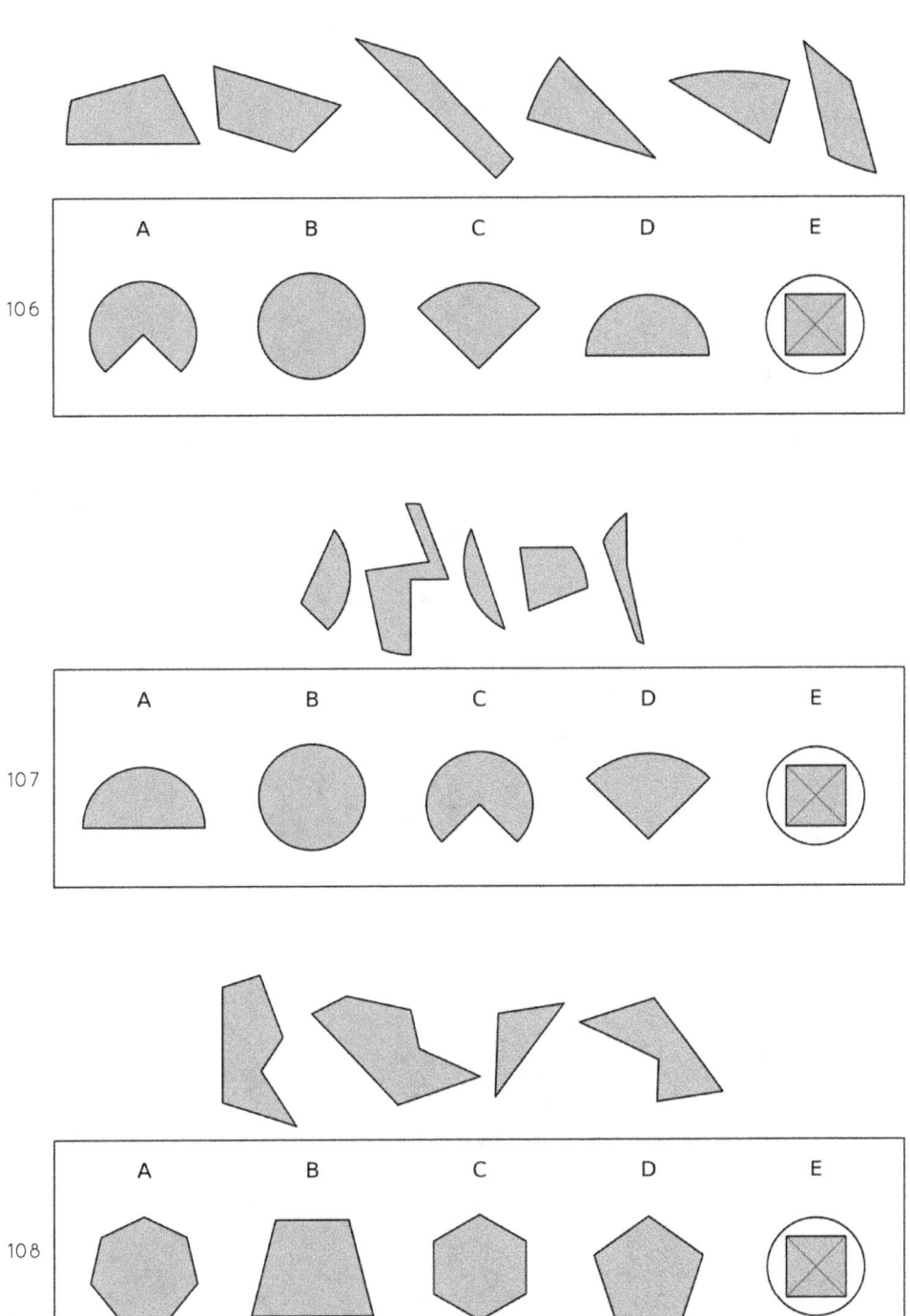

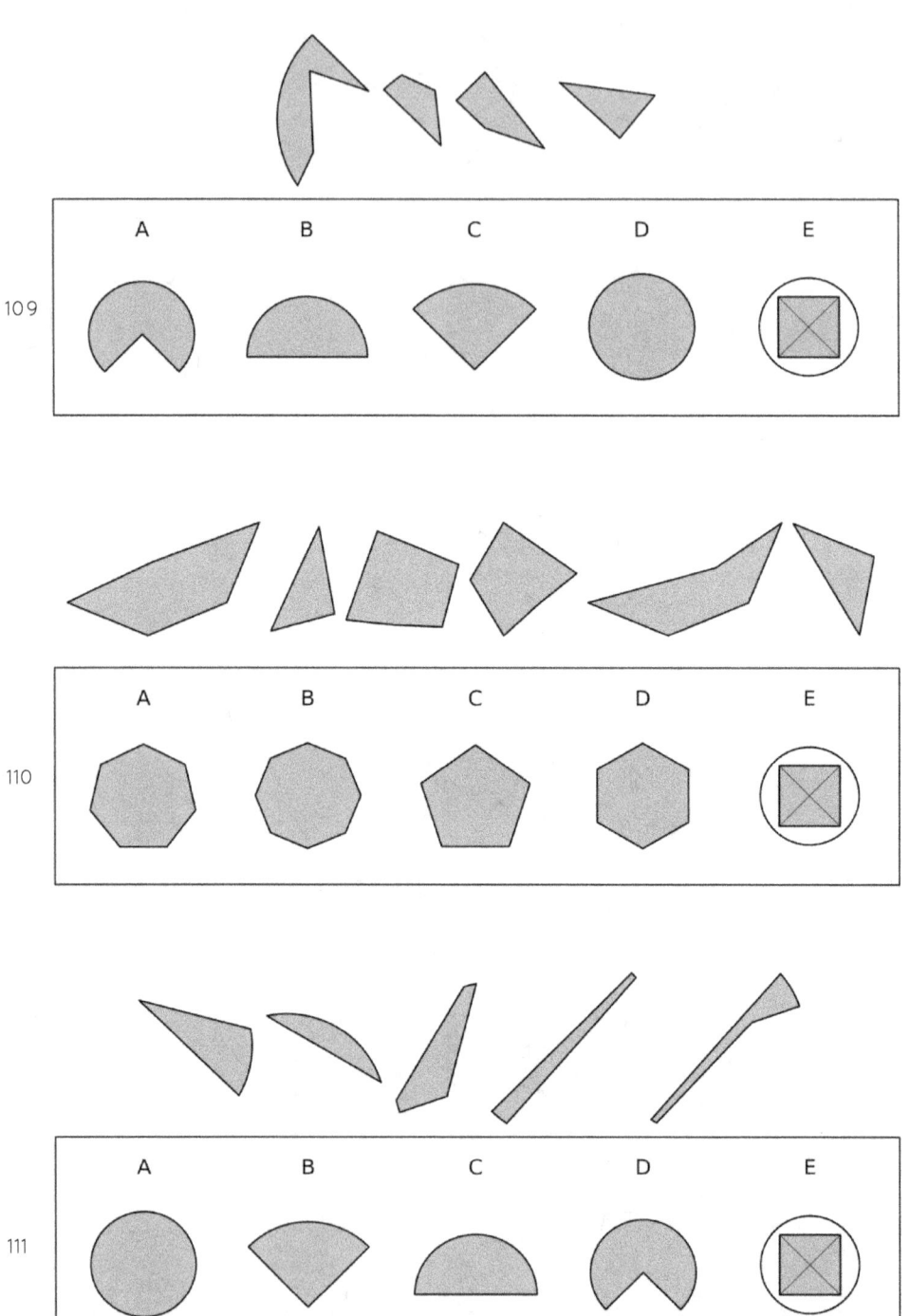

109

A B C D E

110

A B C D E

111

A B C D E

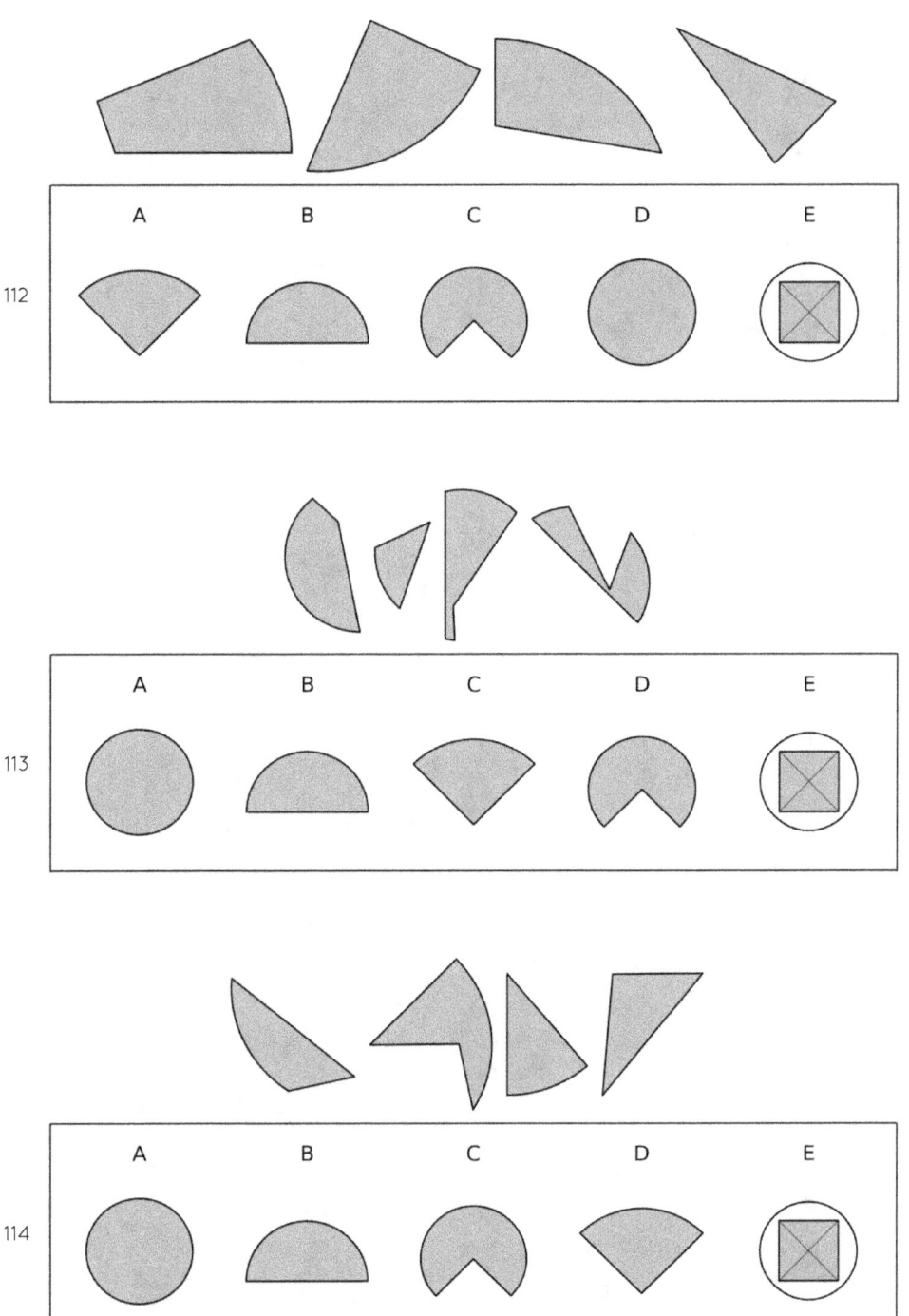

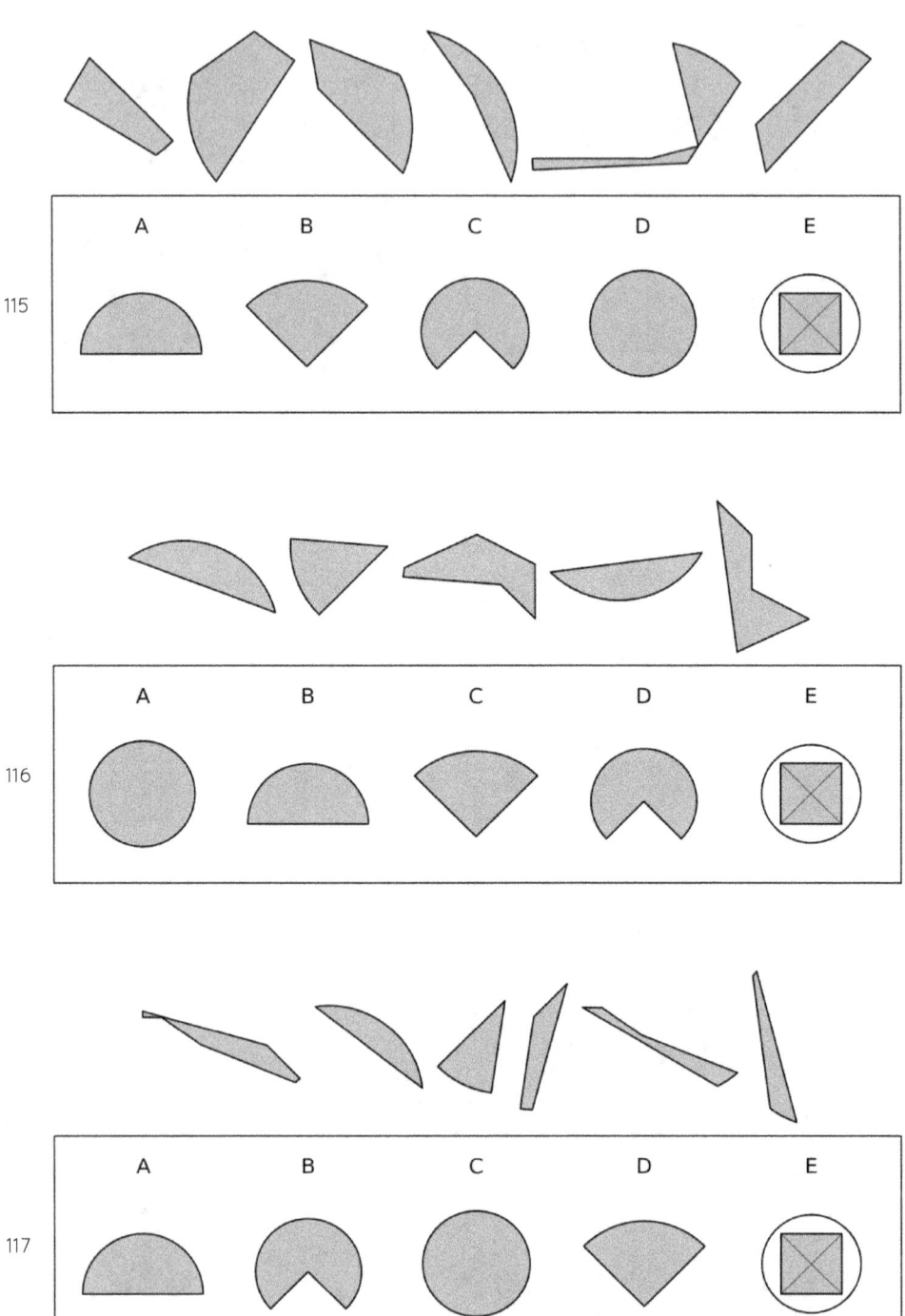

115

A B C D E

116

A B C D E

117

A B C D E

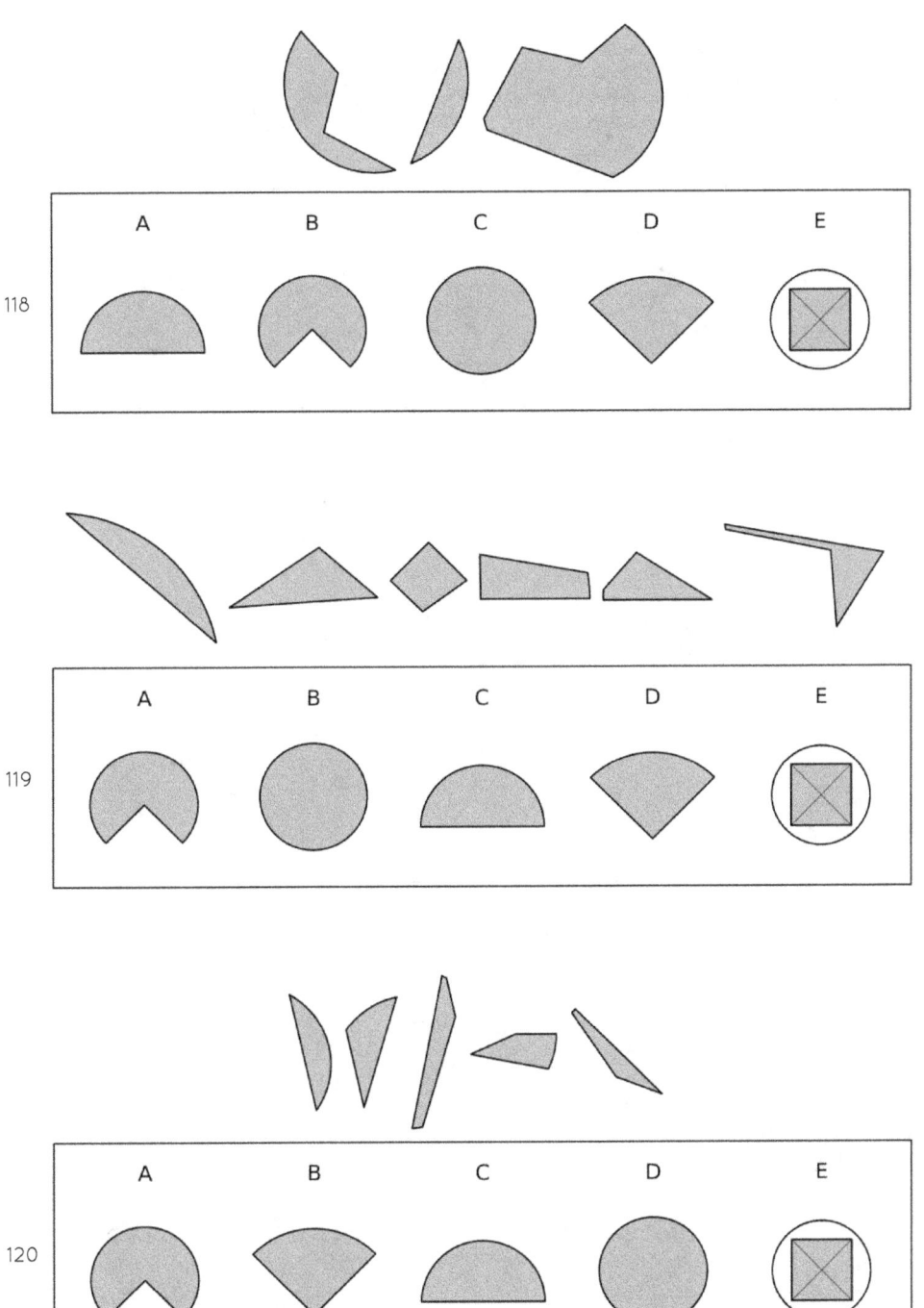

118

A B C D E

119

A B C D E

120

A B C D E

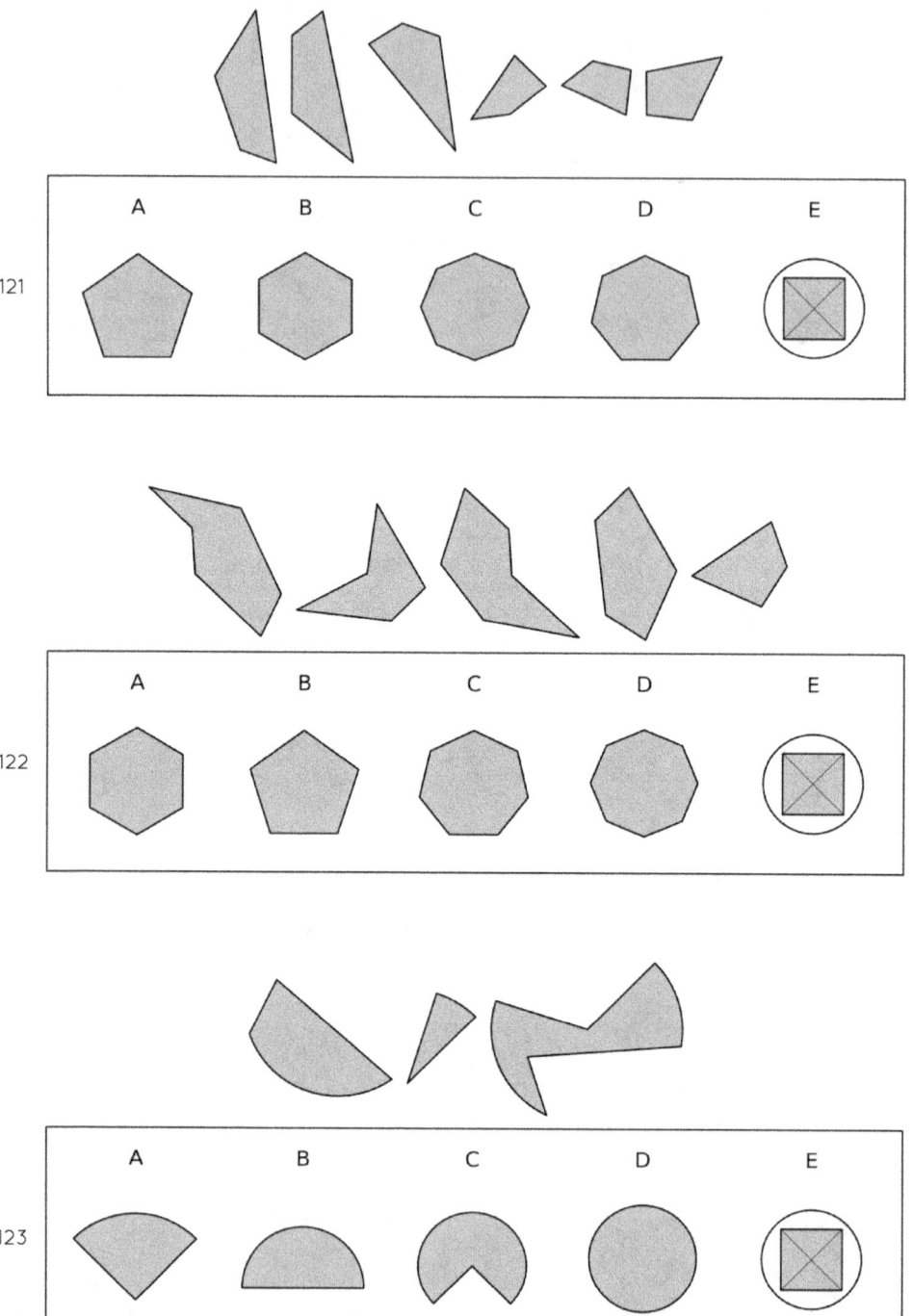

121

A B C D E

122

A B C D E

123

A B C D E

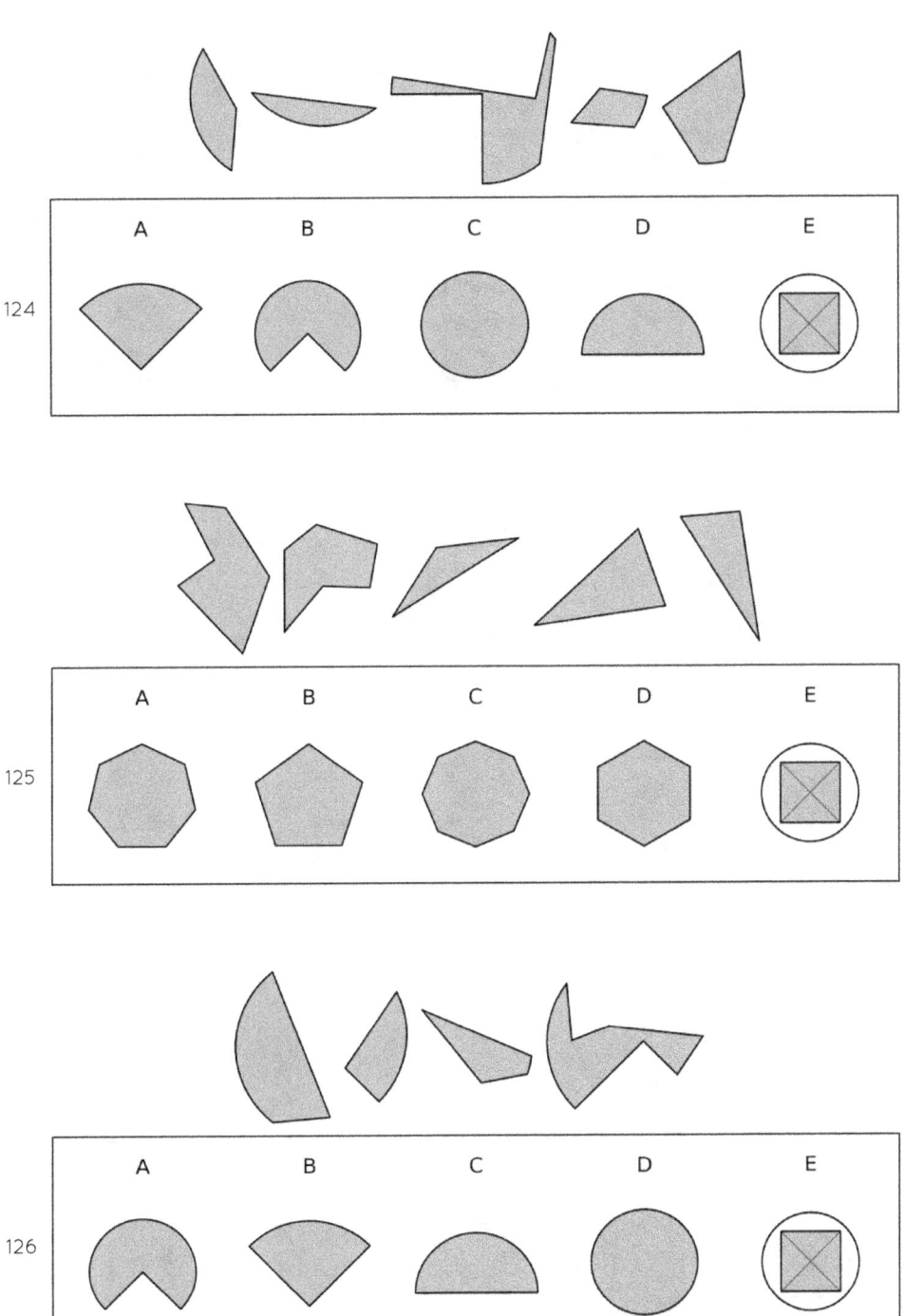

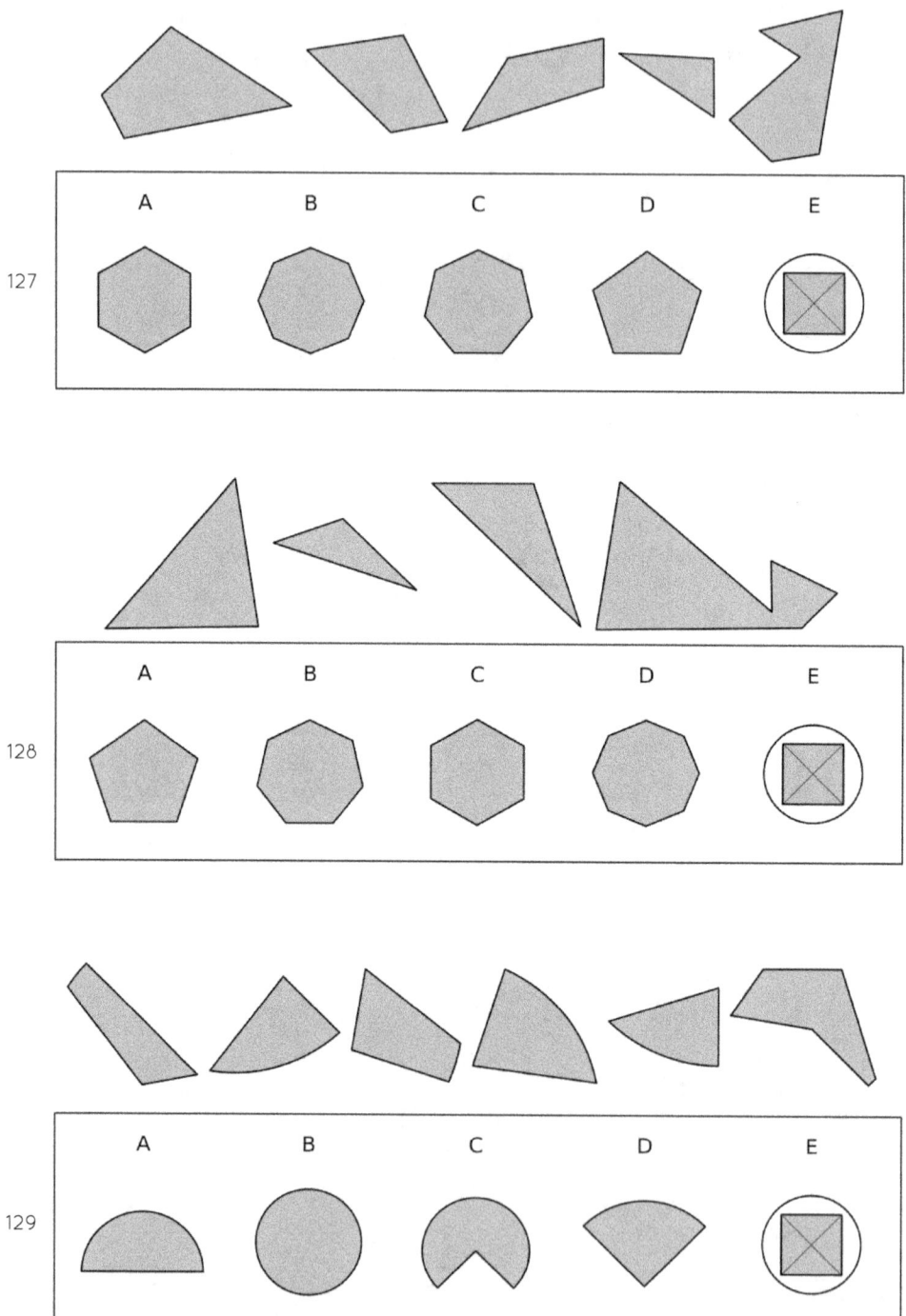

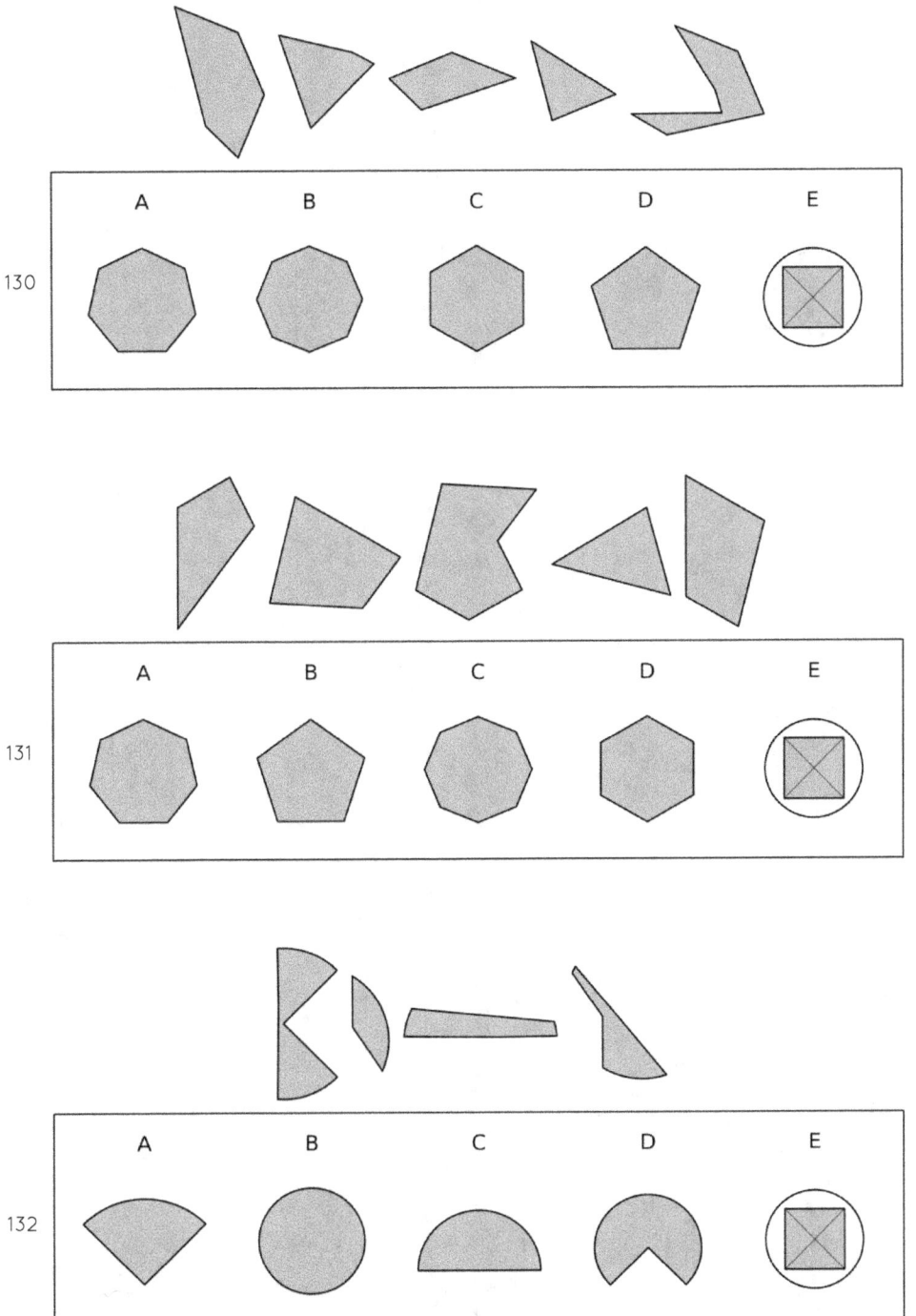

130

A   B   C   D   E

131

A   B   C   D   E

132

A   B   C   D   E

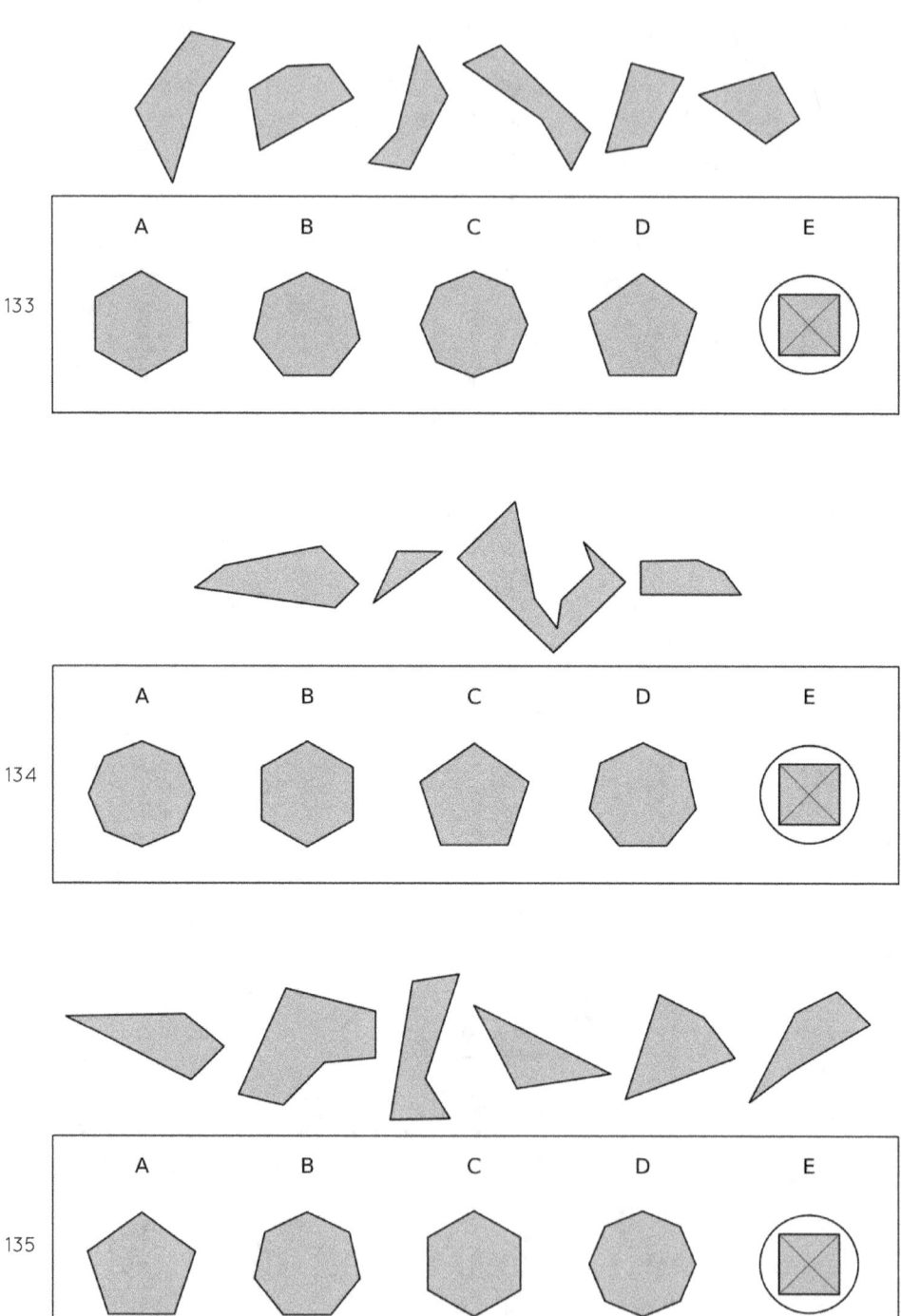

133

A	B	C	D	E

134

A	B	C	D	E

135

A	B	C	D	E

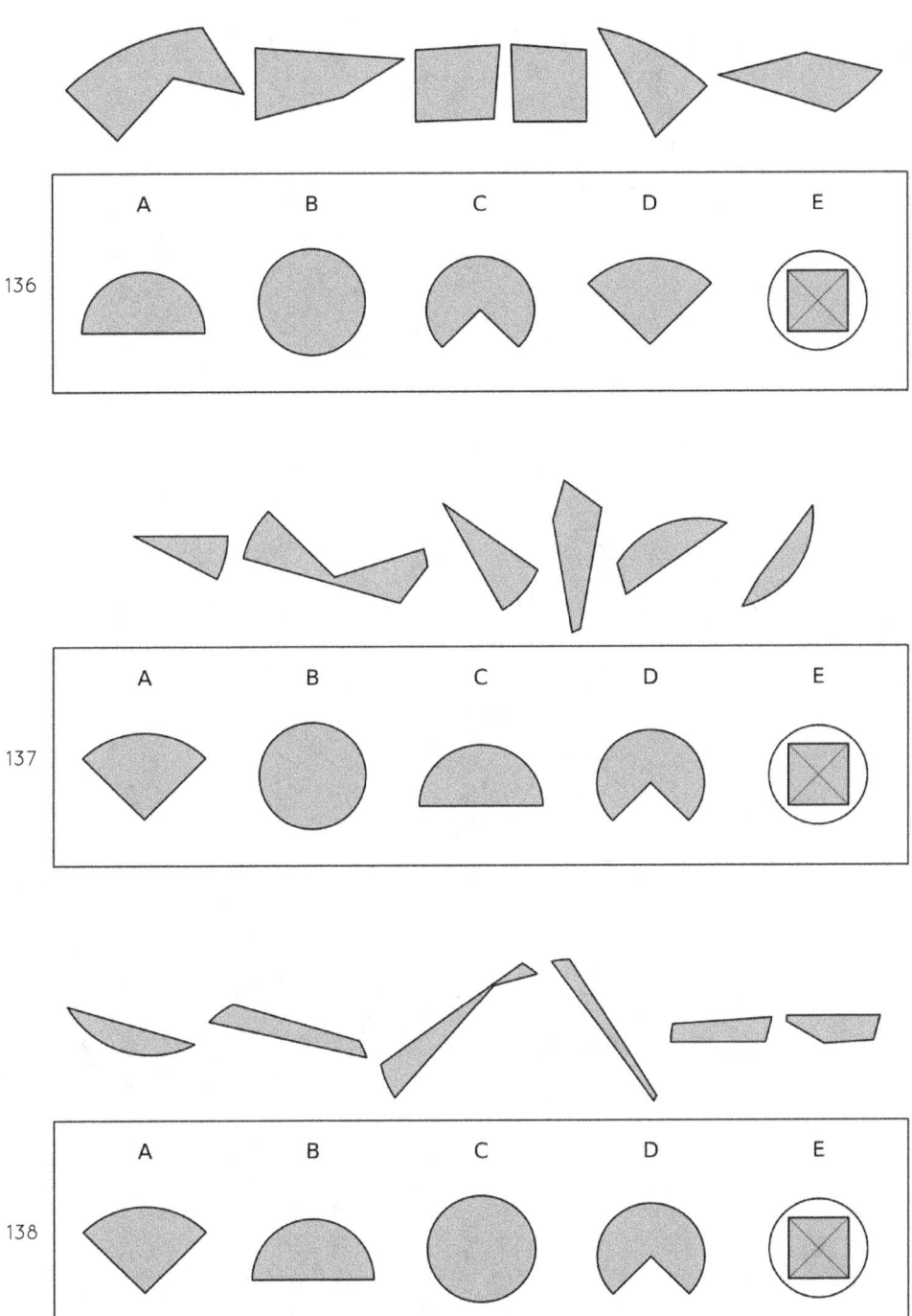

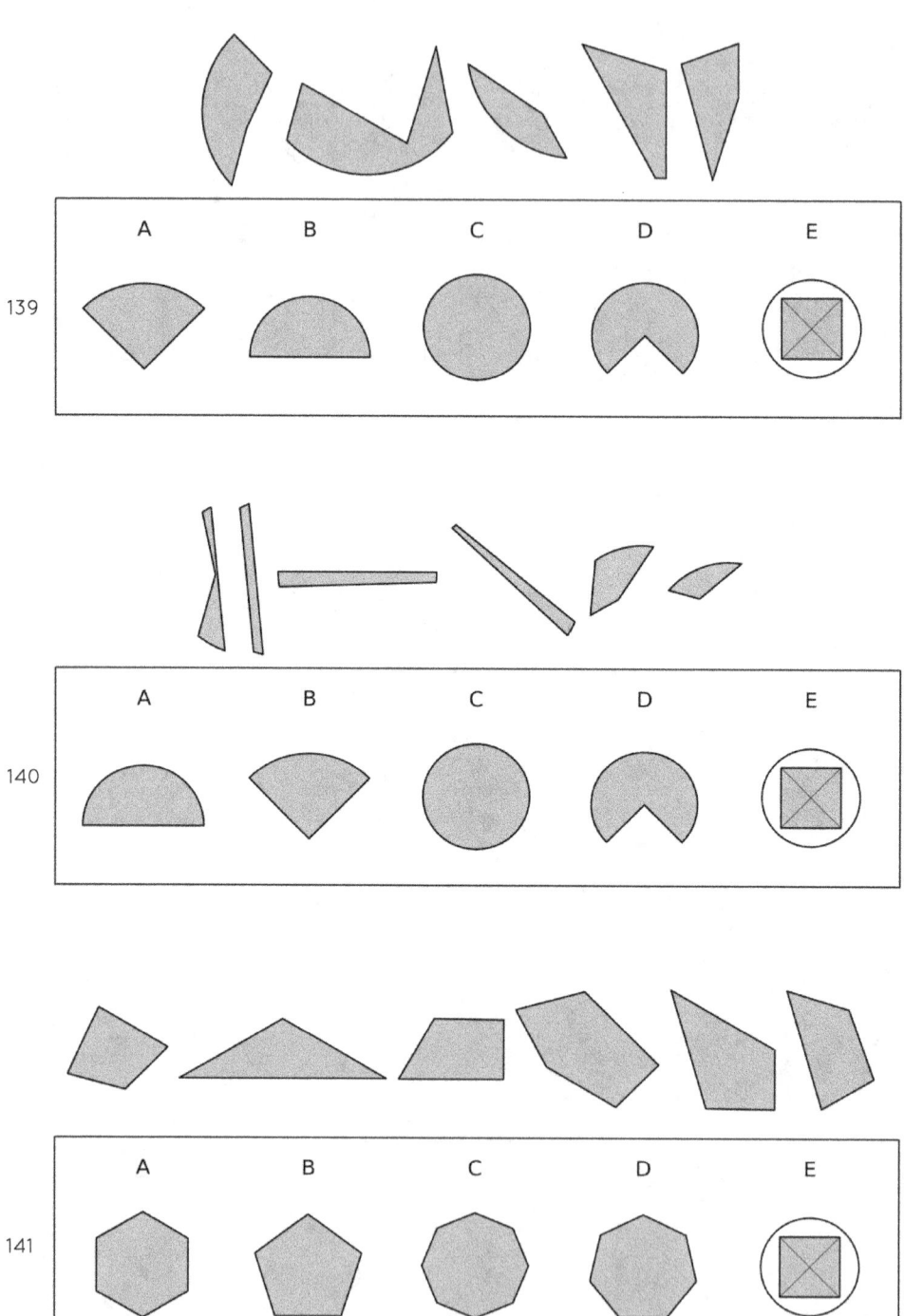

139   A   B   C   D   E

140   A   B   C   D   E

141   A   B   C   D   E

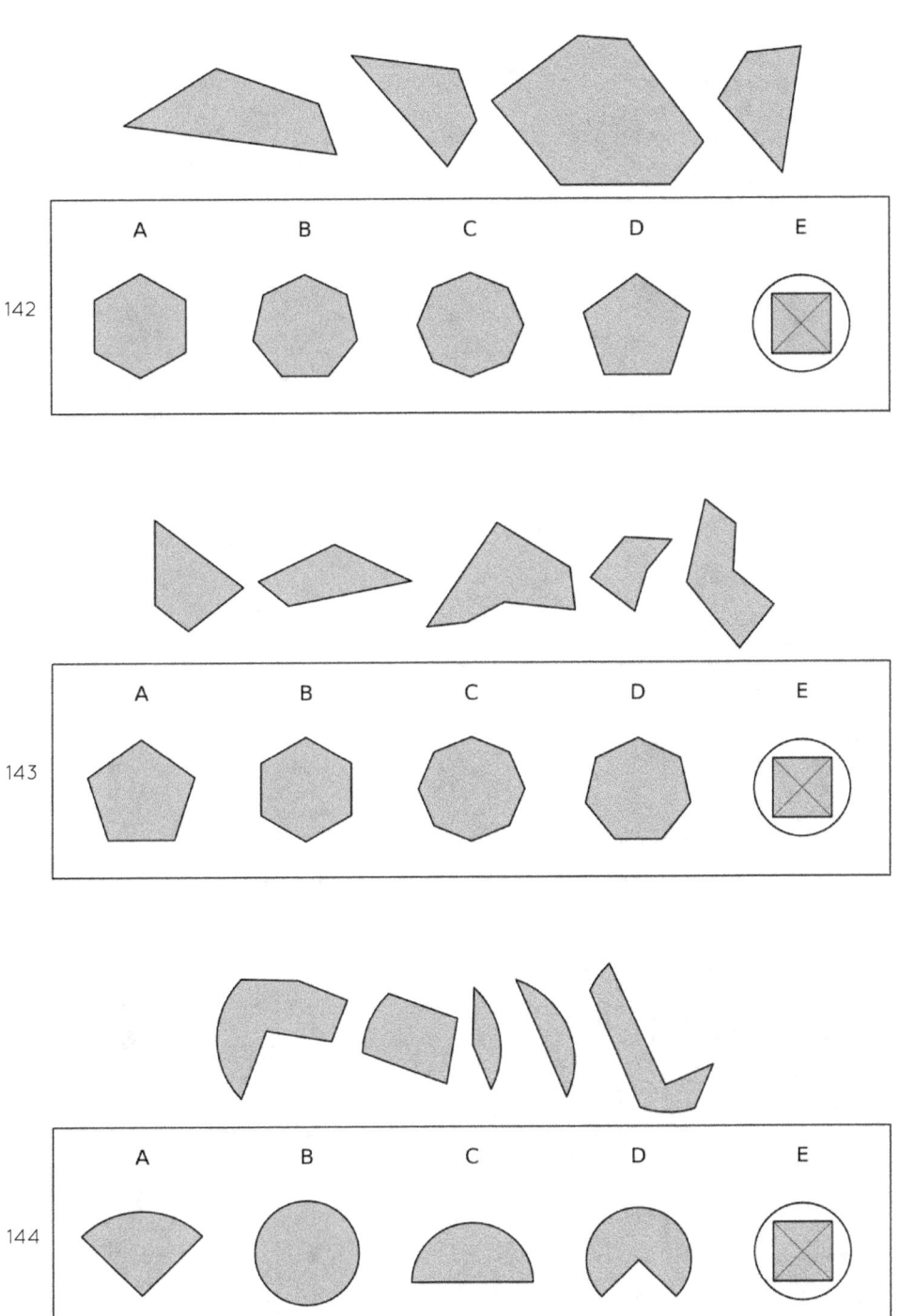

142

A B C D E

143

A B C D E

144

A B C D E

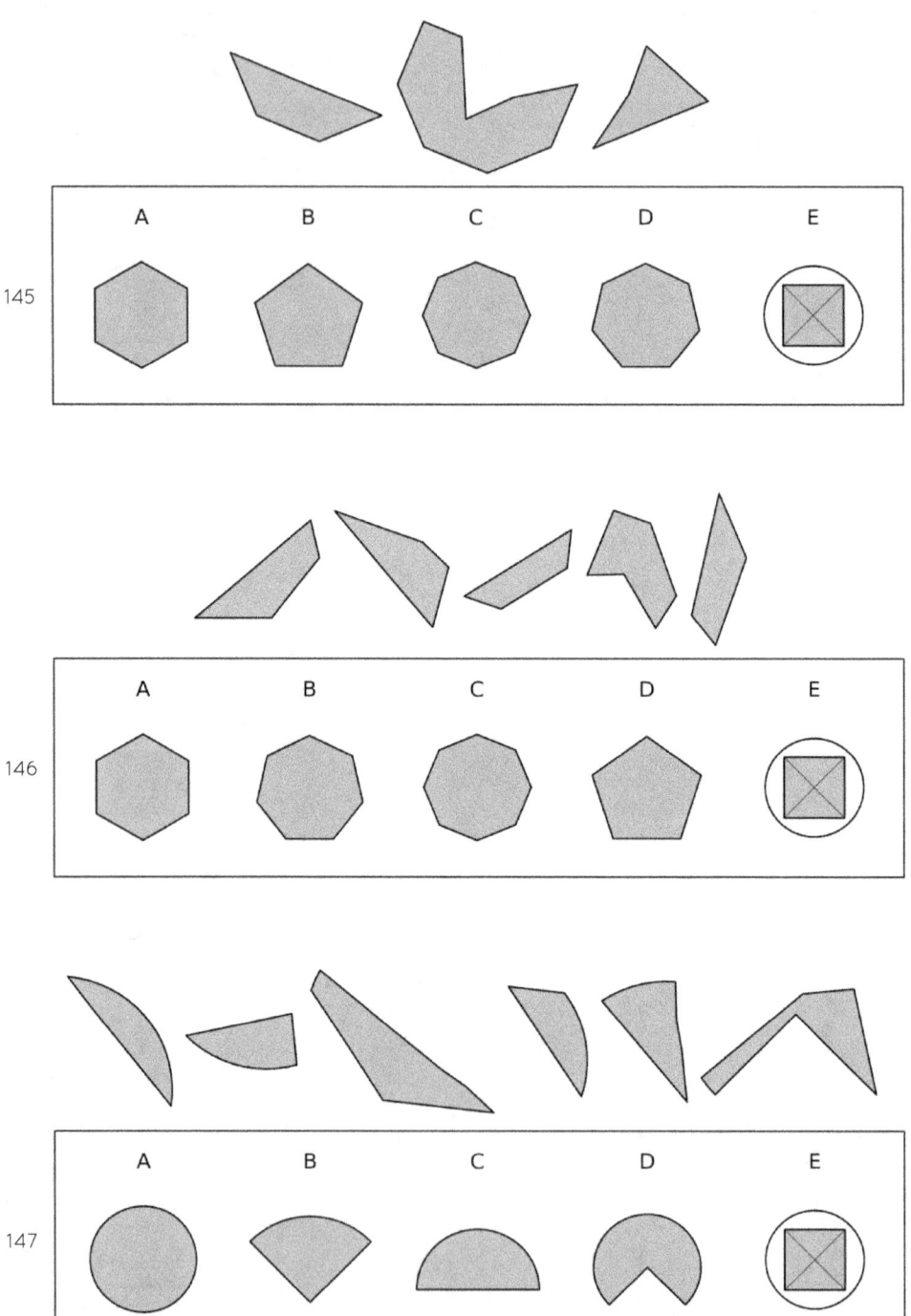

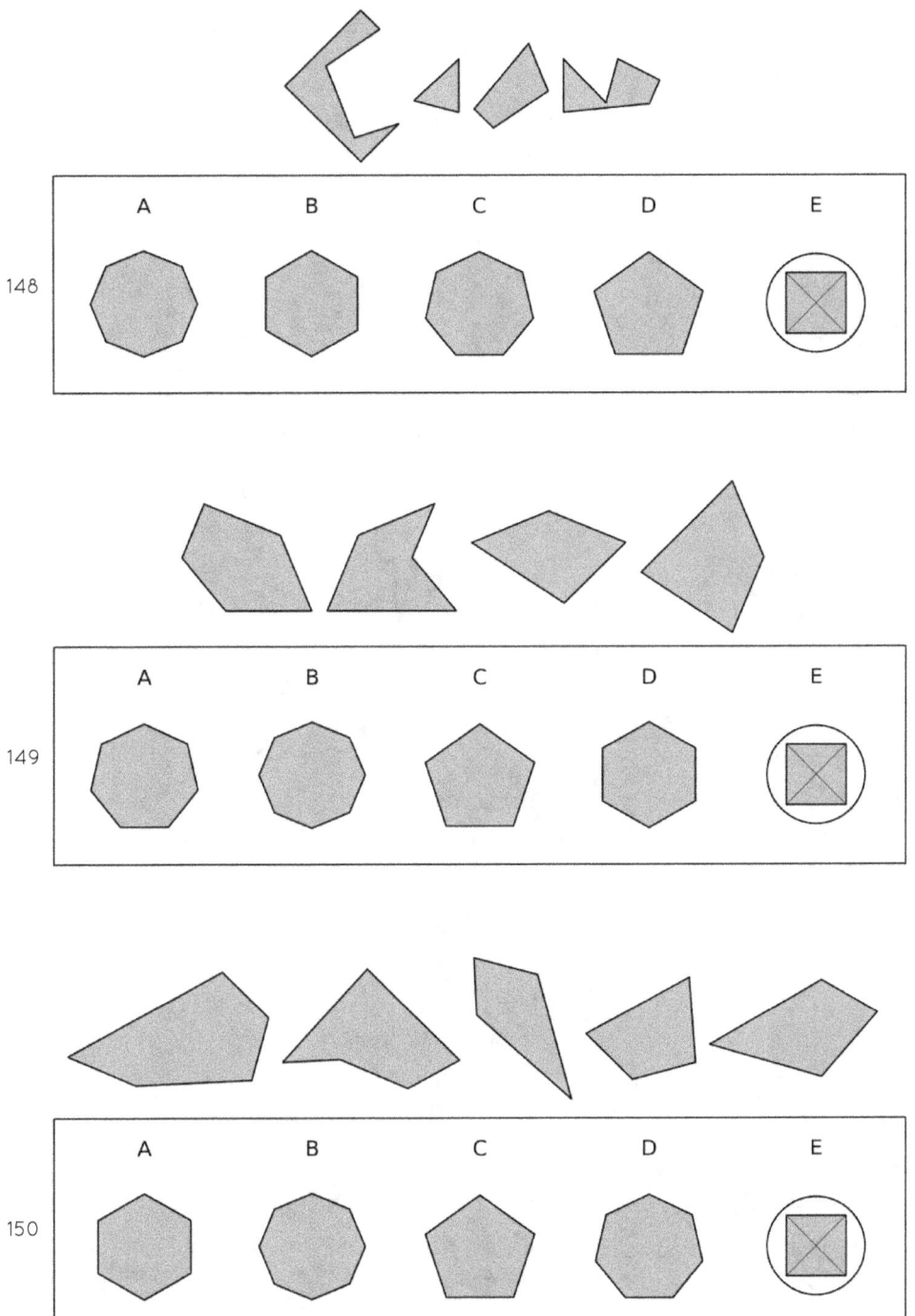

148

149

150

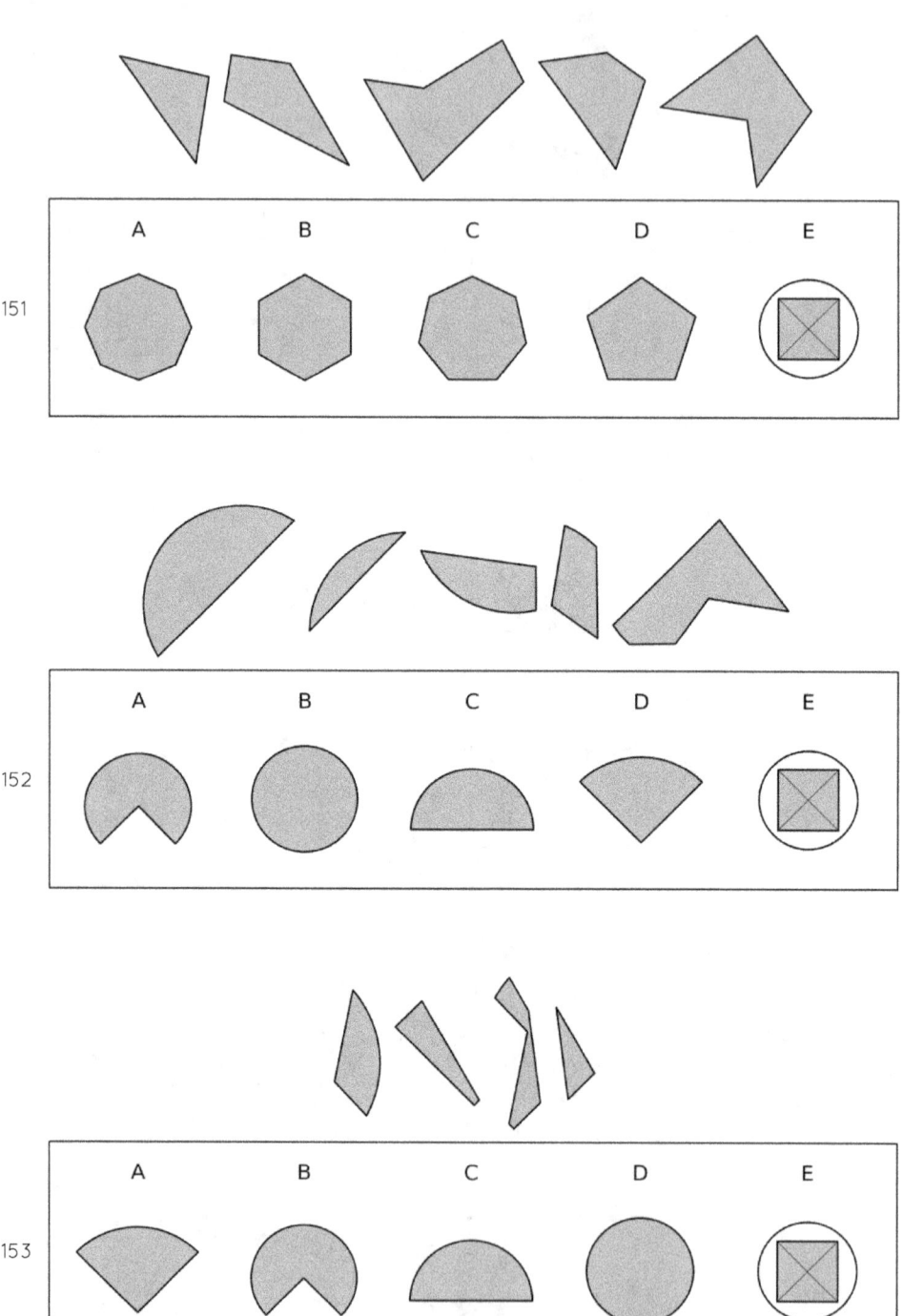

151

A B C D E

152

A B C D E

153

A B C D E

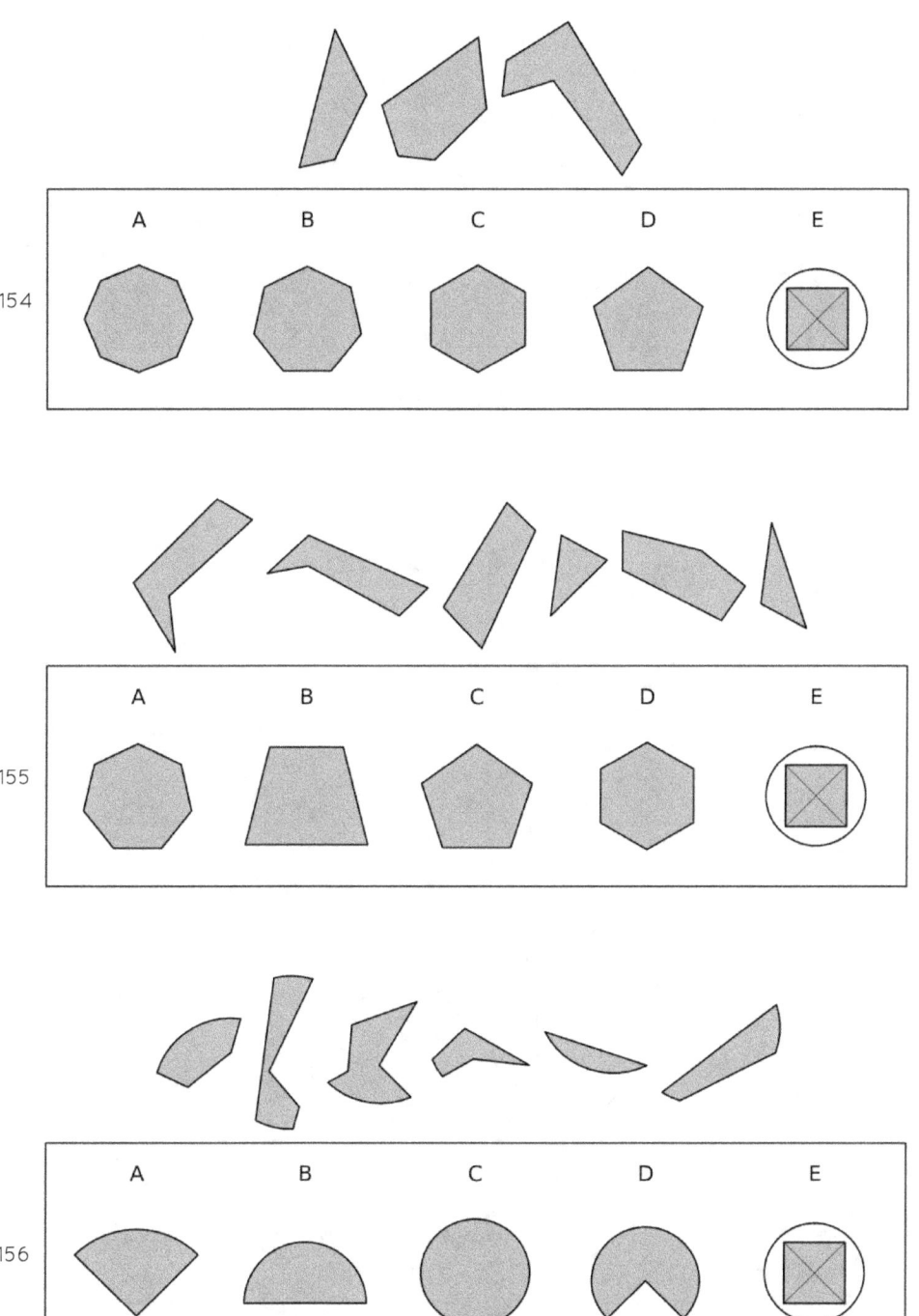

154

A	B	C	D	E

155

A	B	C	D	E

156

A	B	C	D	E

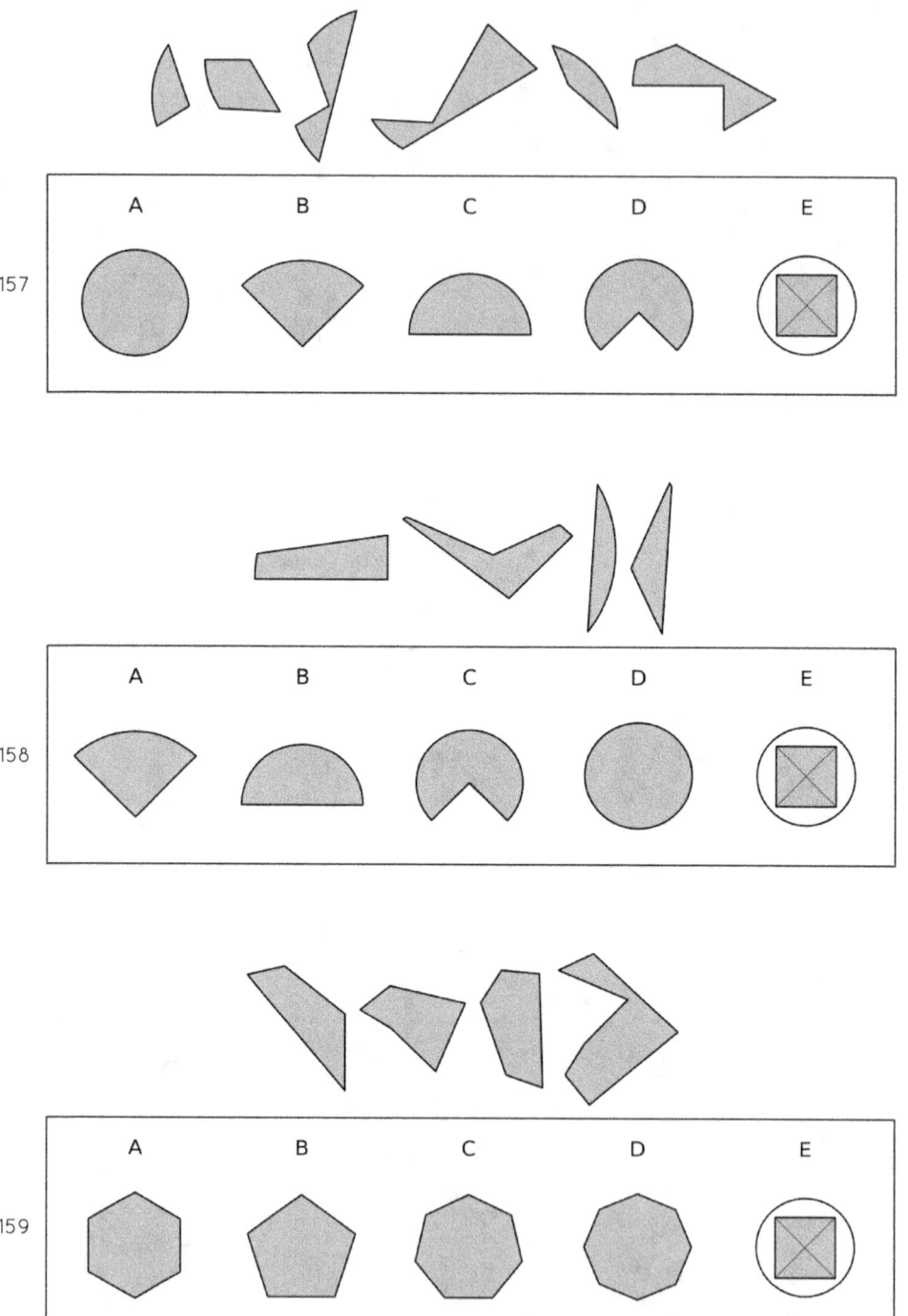

157

A B C D E

158

A B C D E

159

A B C D E

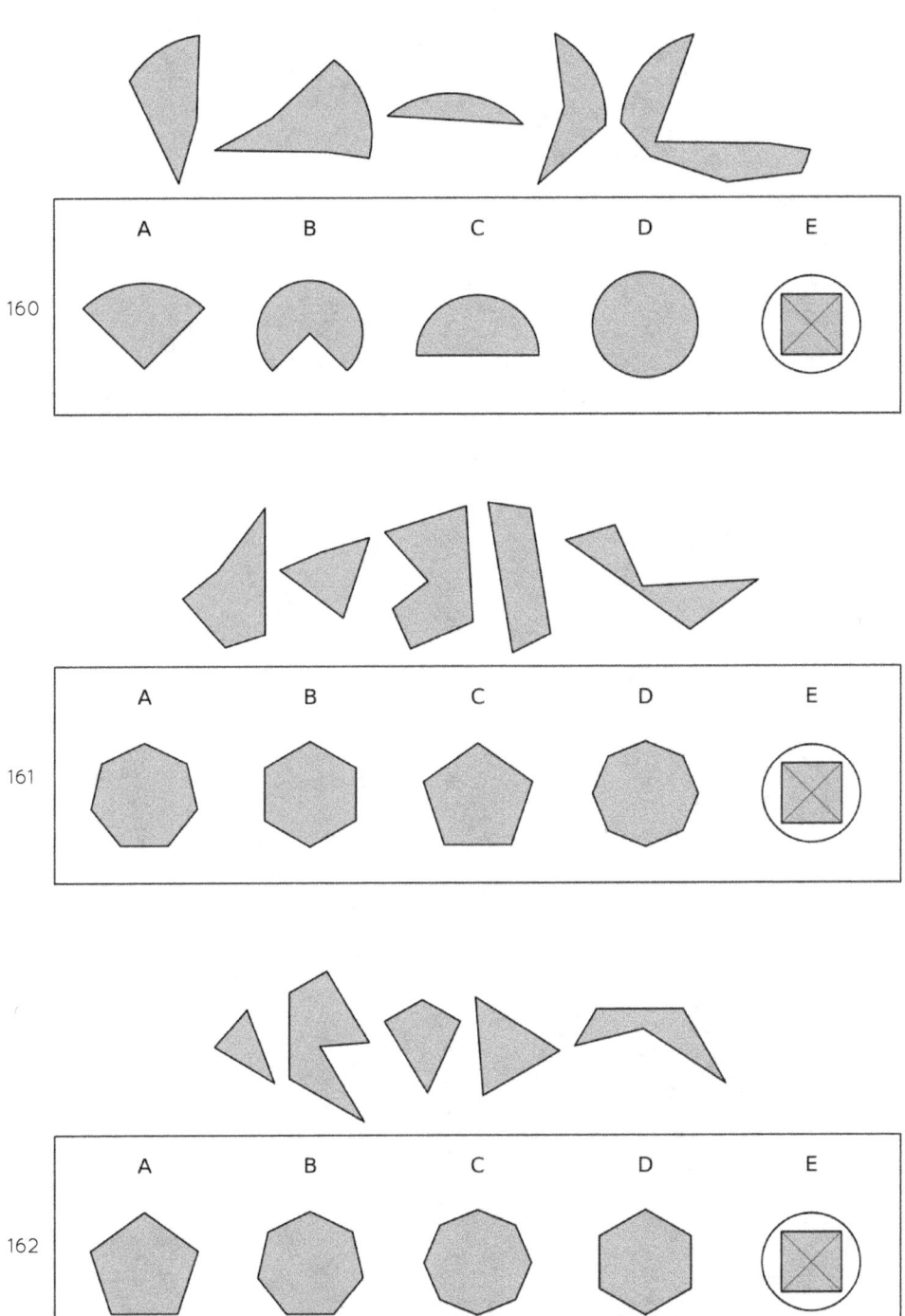

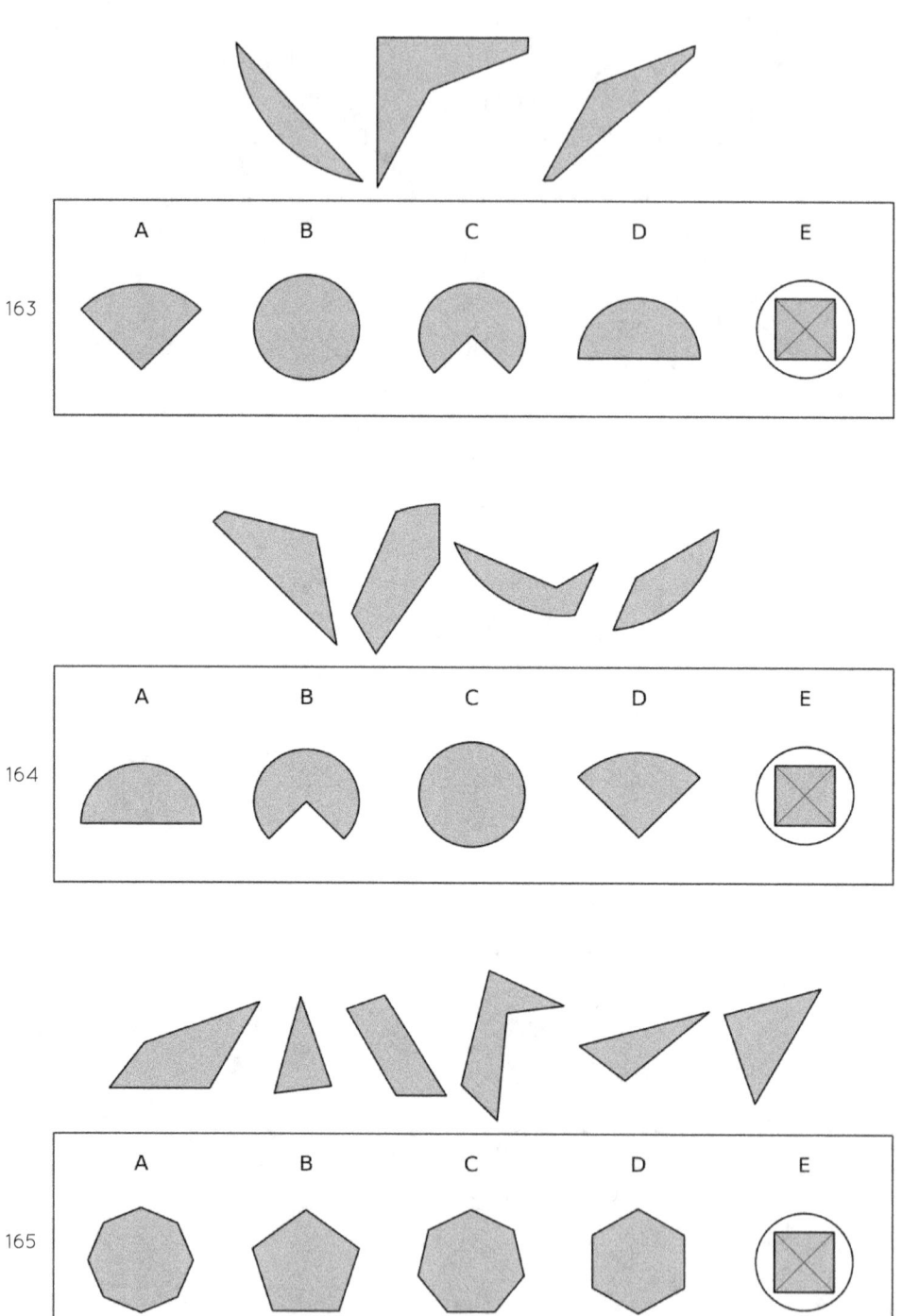

163

A   B   C   D   E

164

A   B   C   D   E

165

A   B   C   D   E

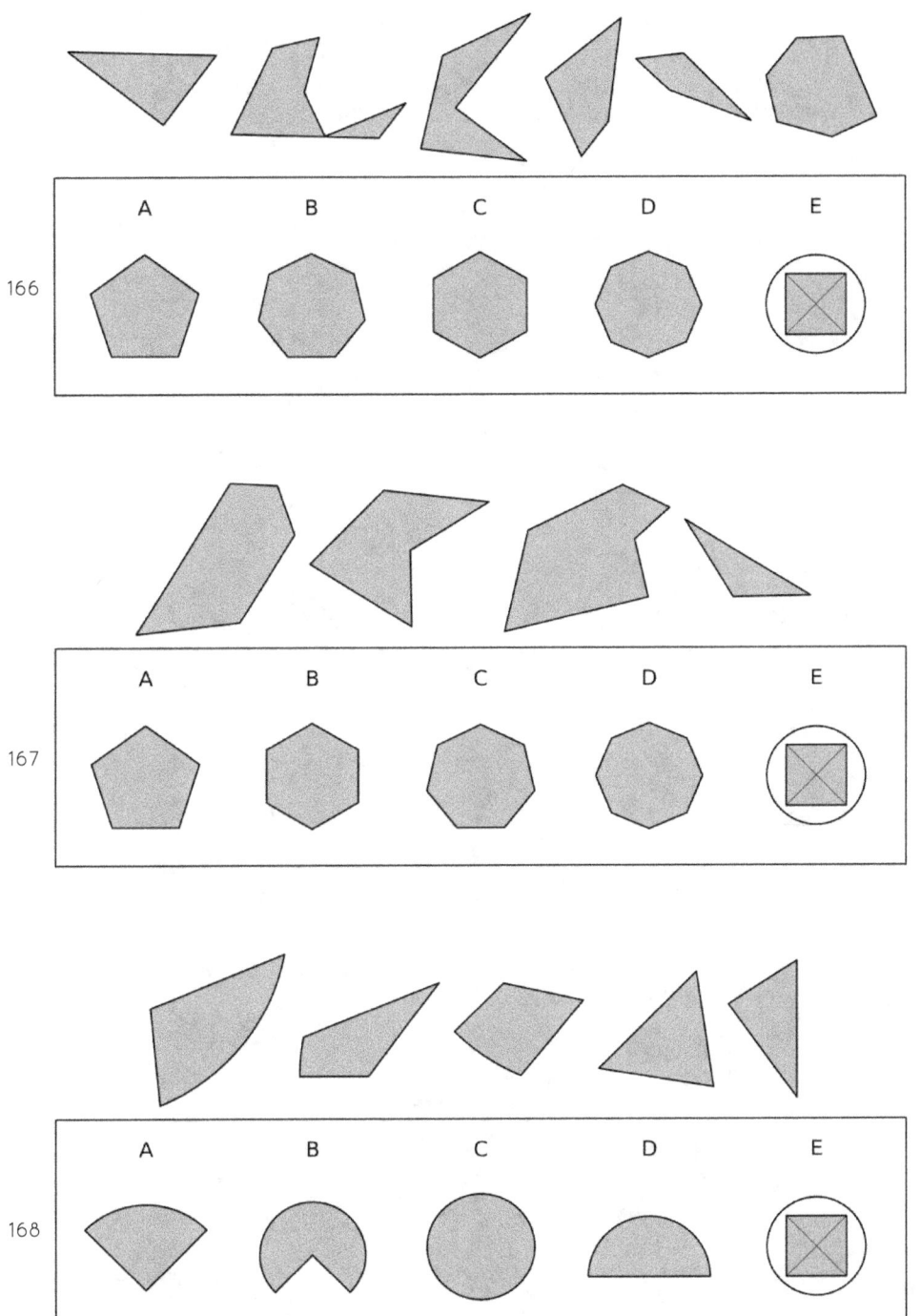

166

A	B	C	D	E

167

A	B	C	D	E

168

A	B	C	D	E

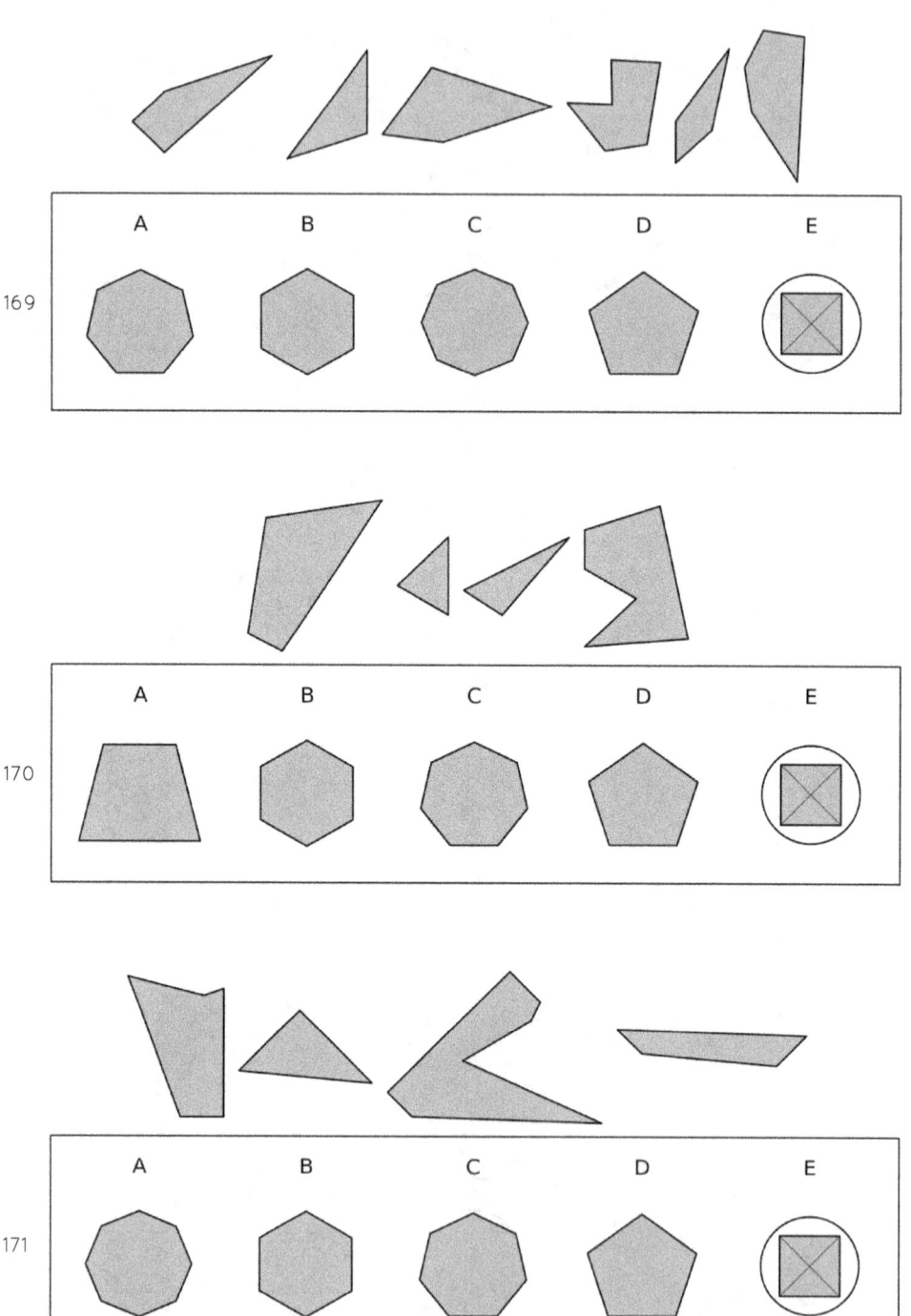

169

A	B	C	D	E

170

A	B	C	D	E

171

A	B	C	D	E

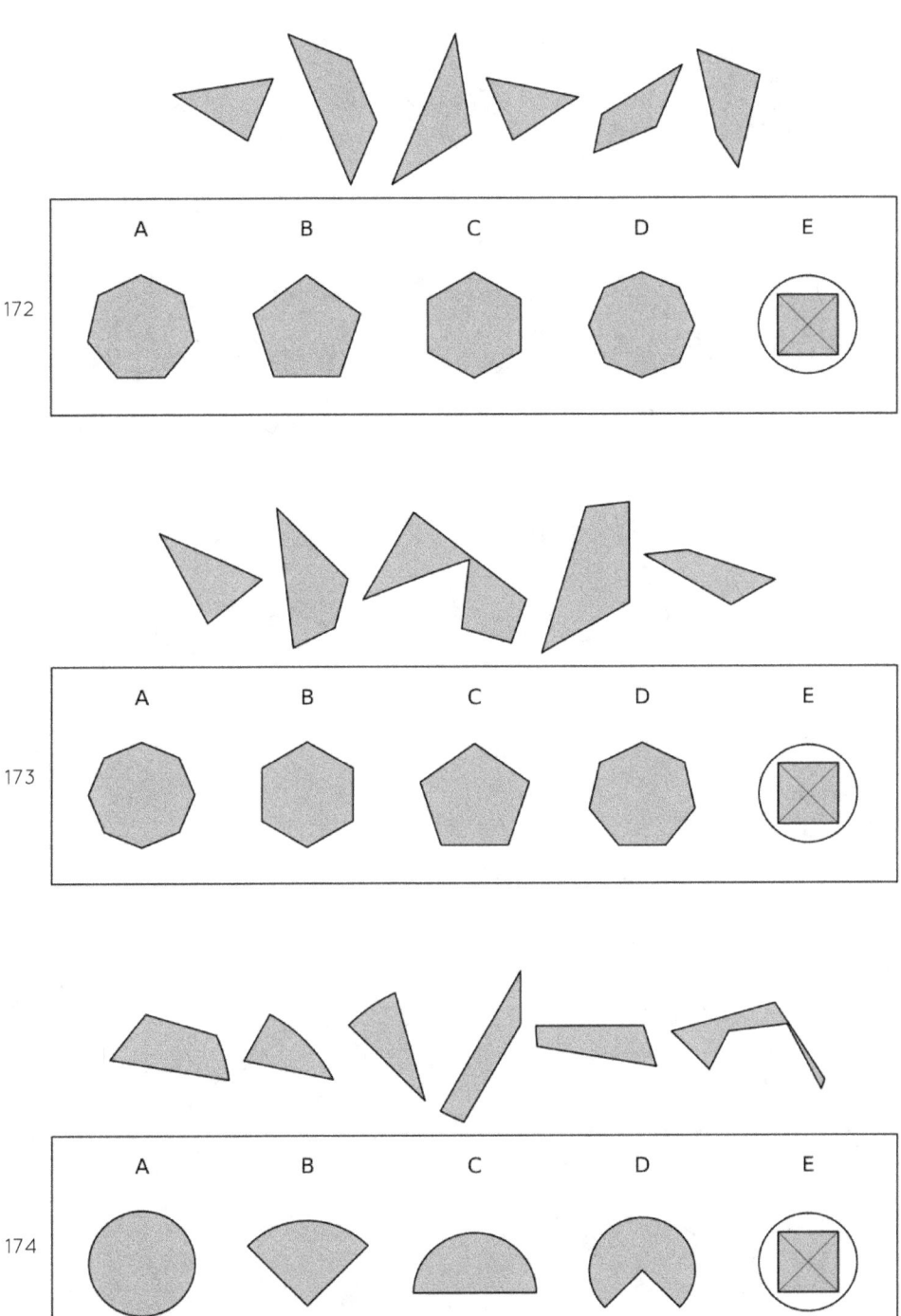

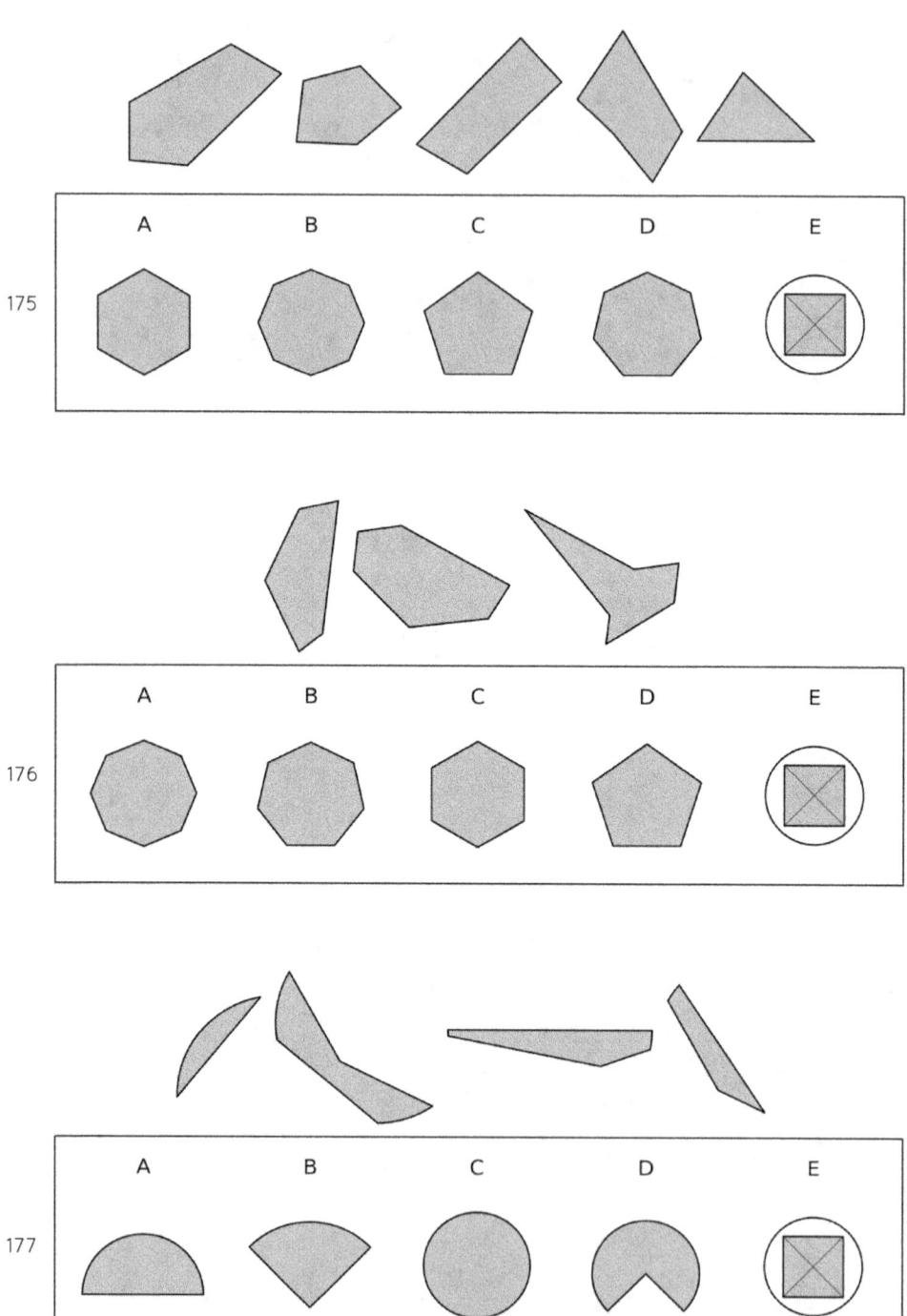

175   A   B   C   D   E

176   A   B   C   D   E

177   A   B   C   D   E

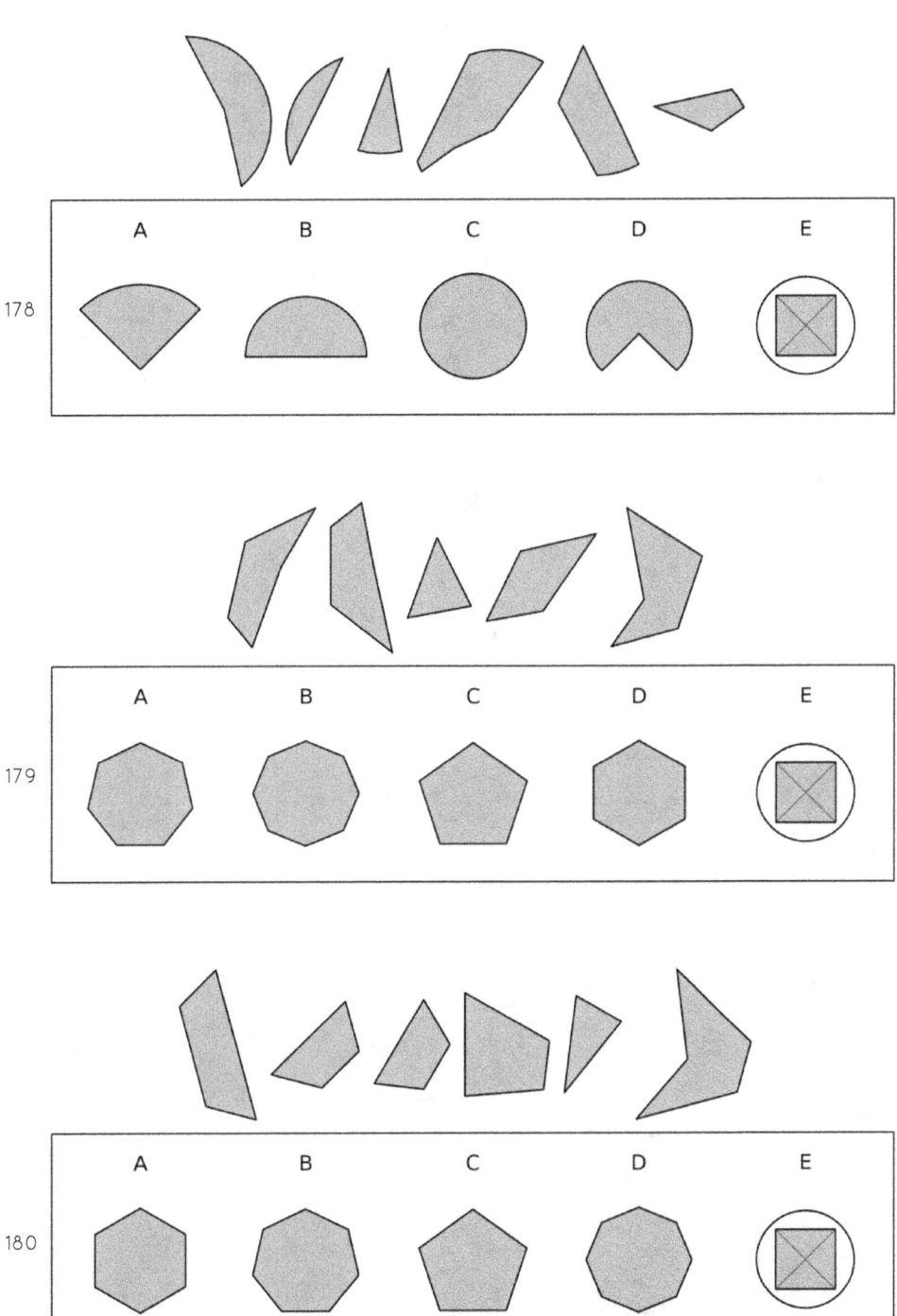

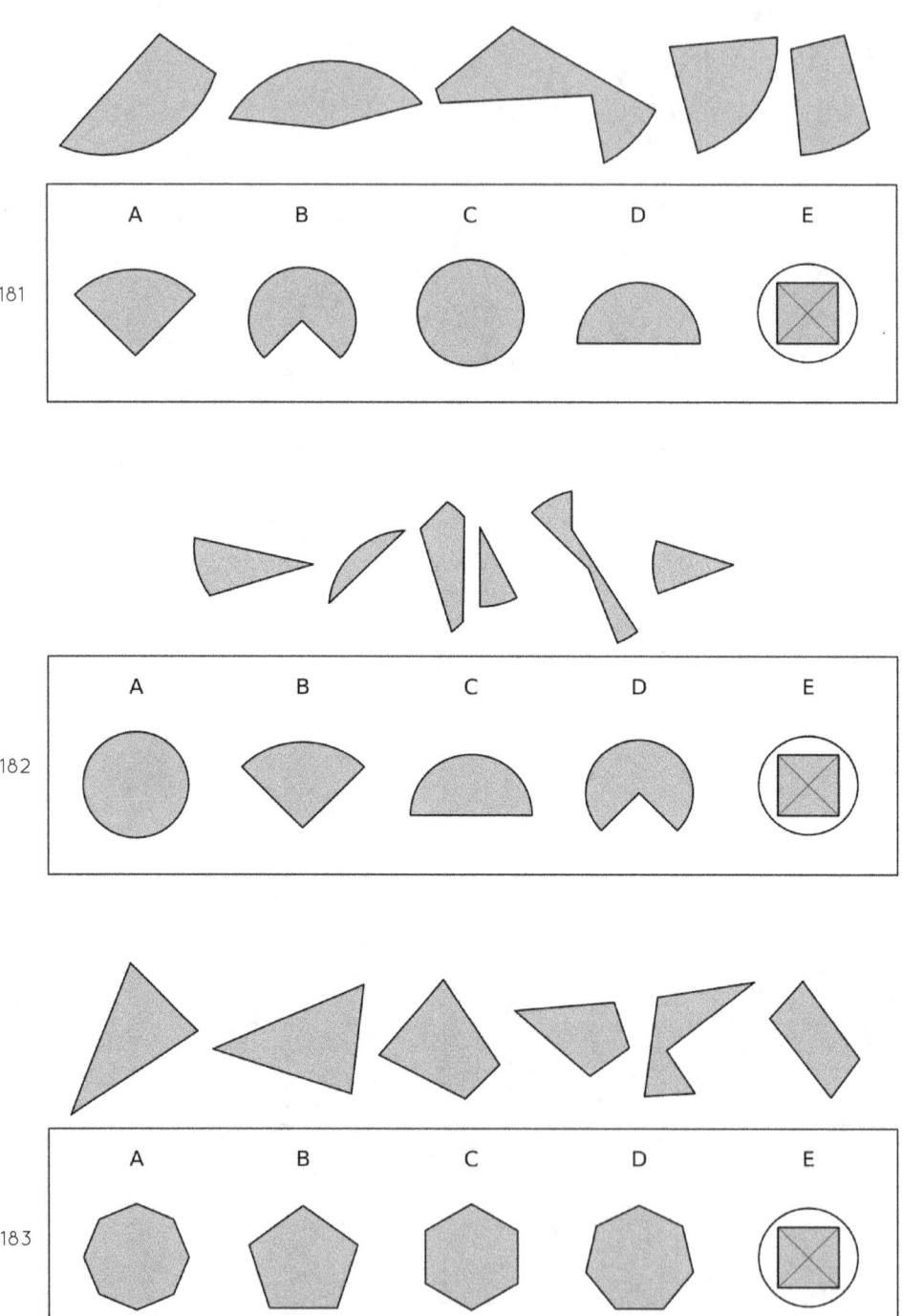

181

A	B	C	D	E

182

A	B	C	D	E

183

A	B	C	D	E

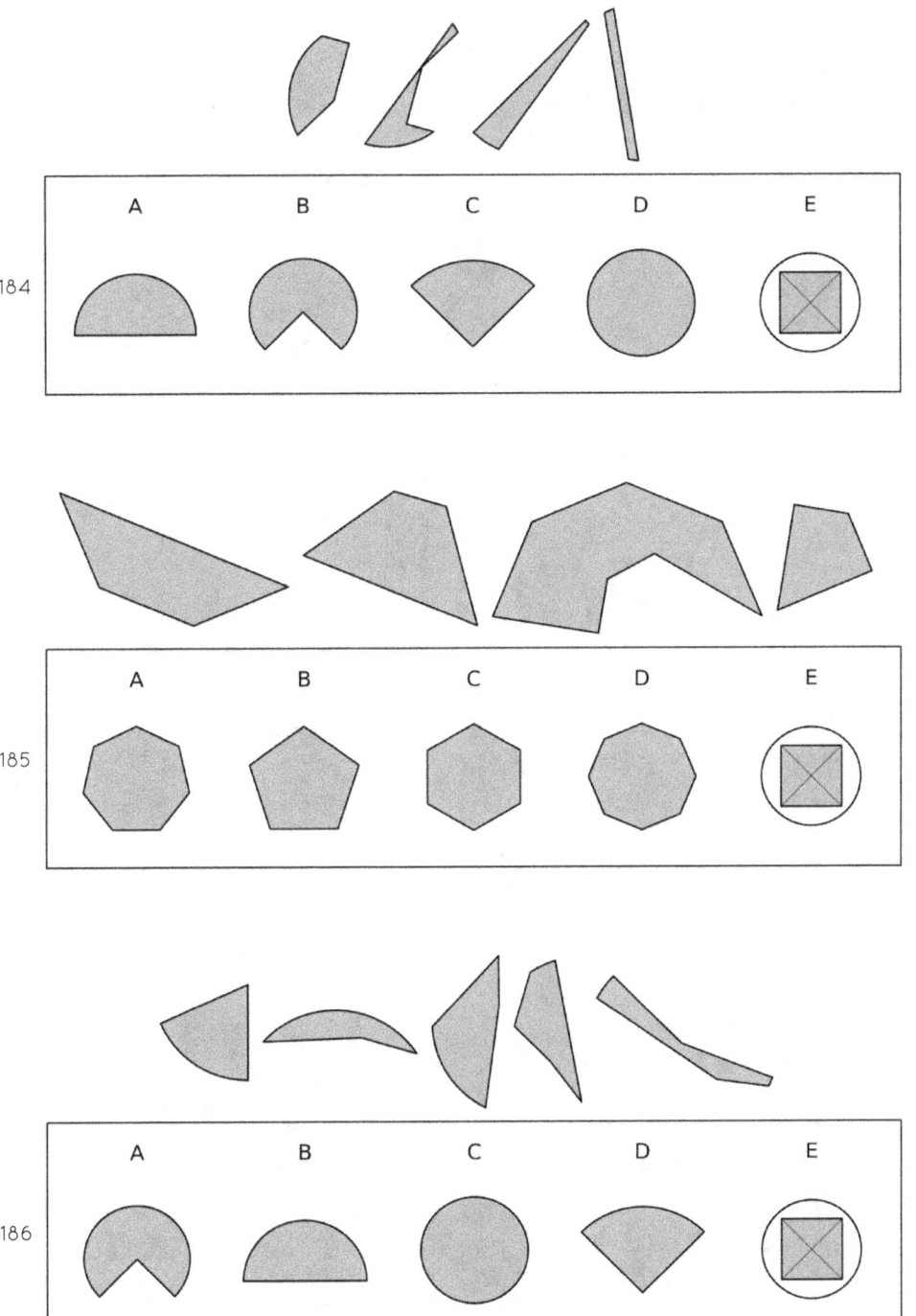

184

A   B   C   D   E

185

A   B   C   D   E

186

A   B   C   D   E

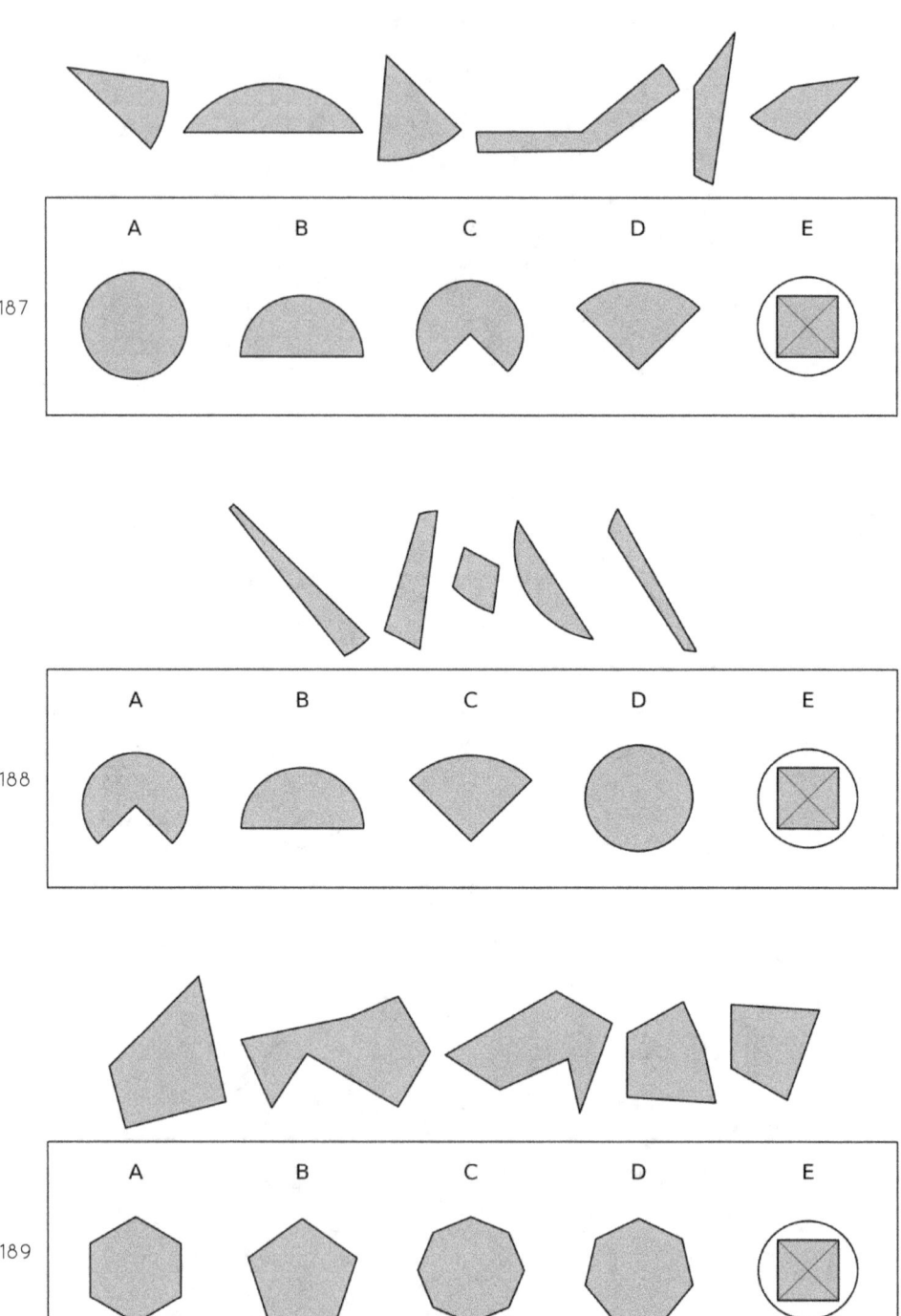

187

A B C D E

188

A B C D E

189

A B C D E

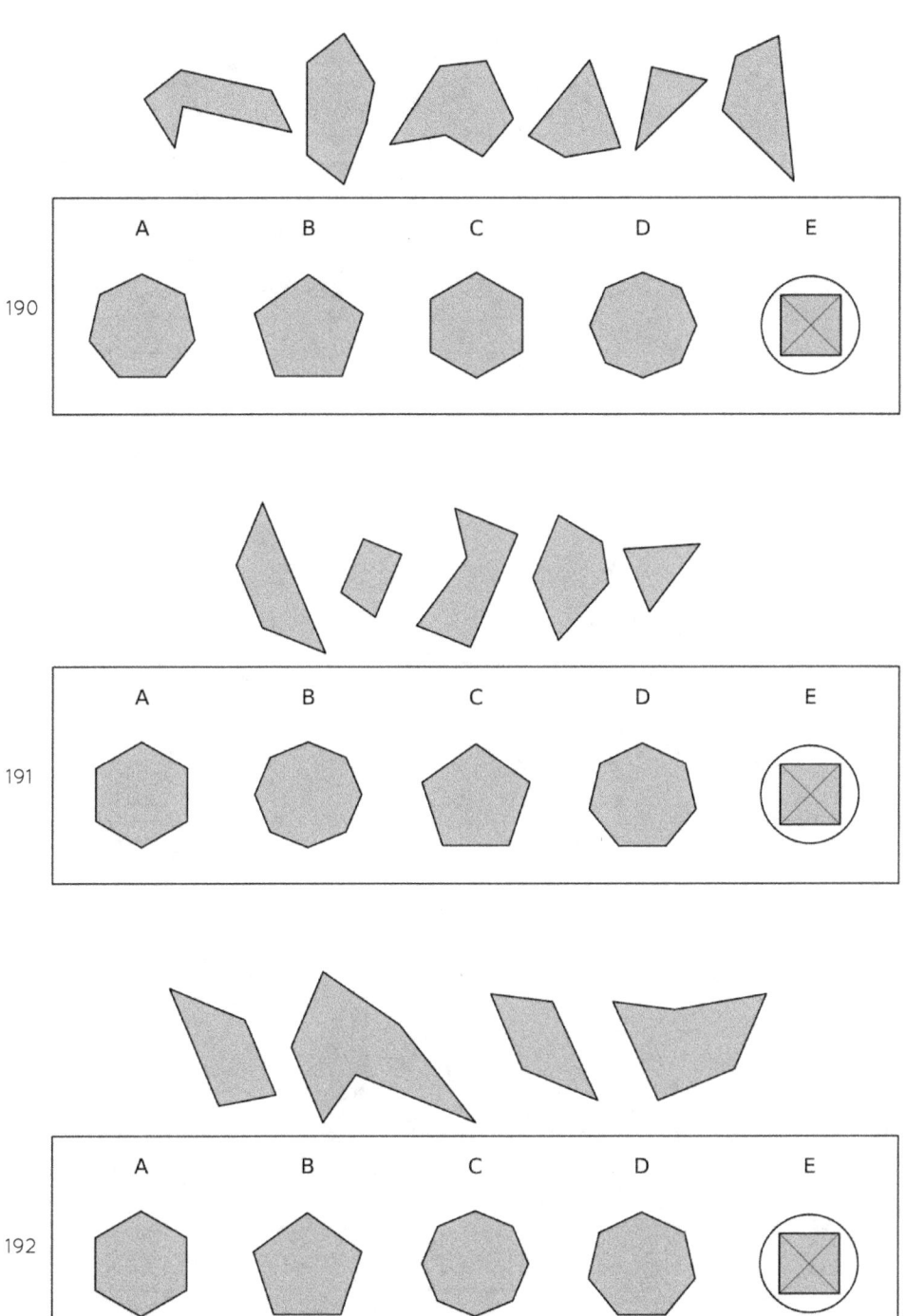

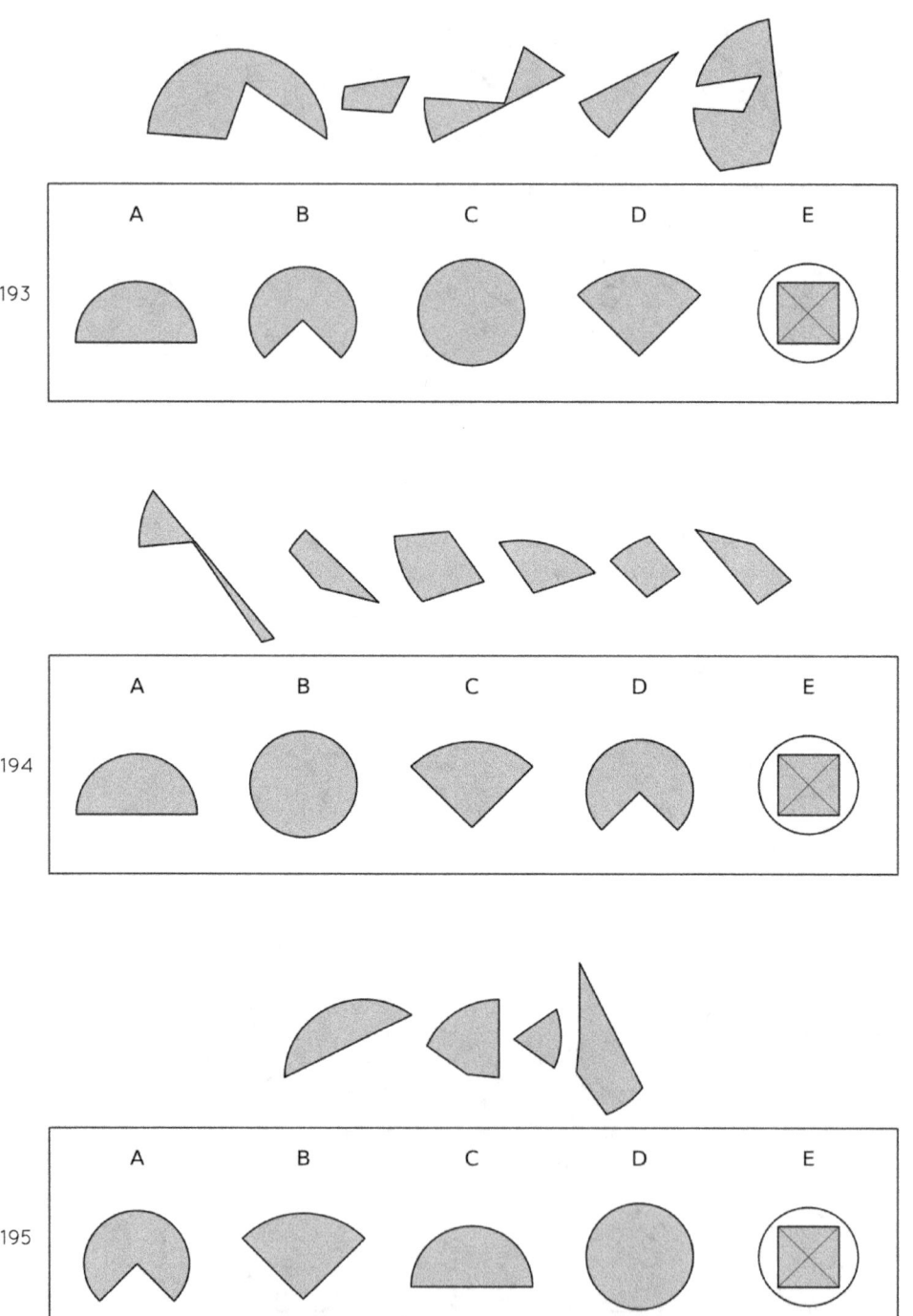

193   A   B   C   D   E

194   A   B   C   D   E

195   A   B   C   D   E

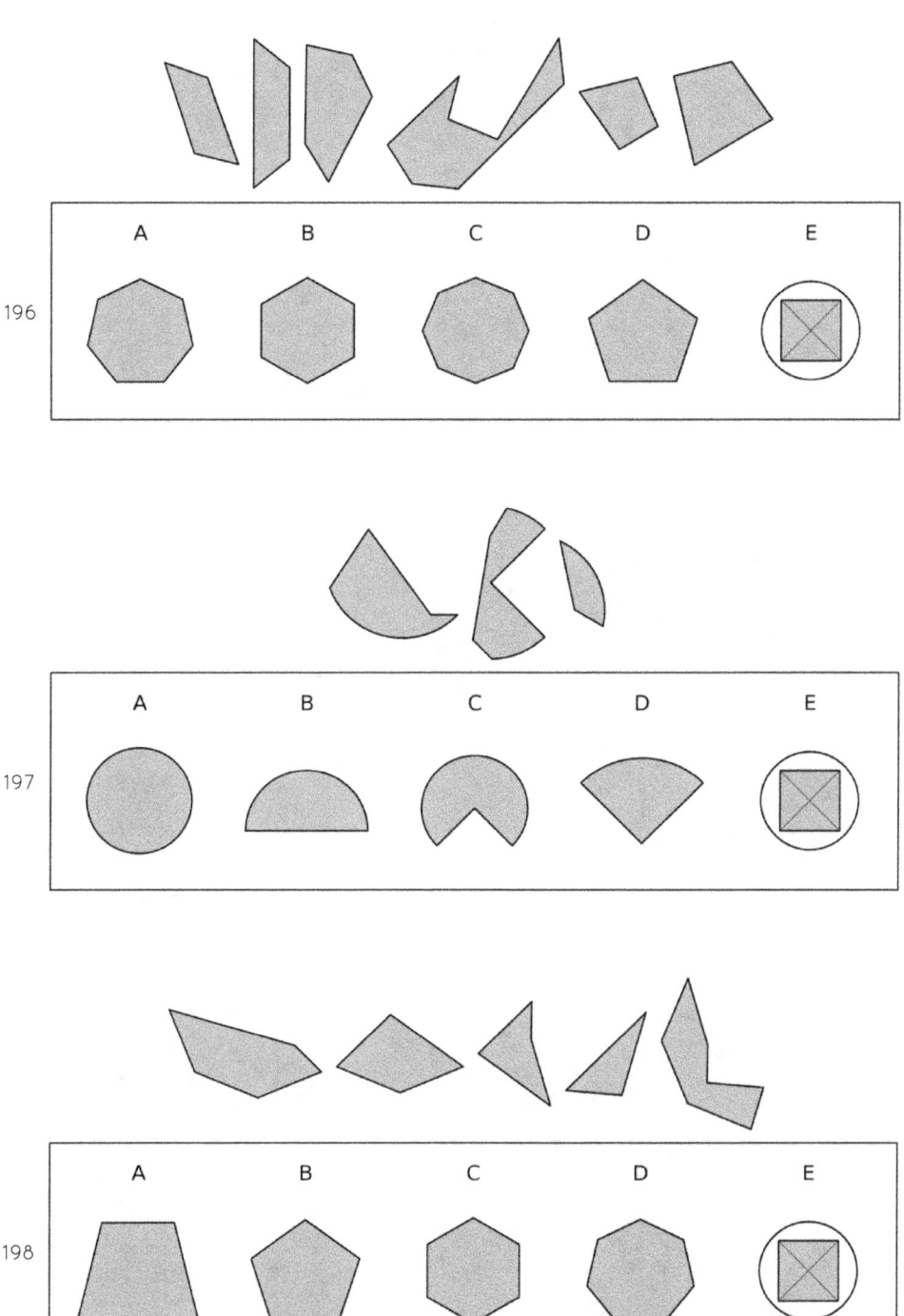

196

A B C D E

197

A B C D E

198

A B C D E

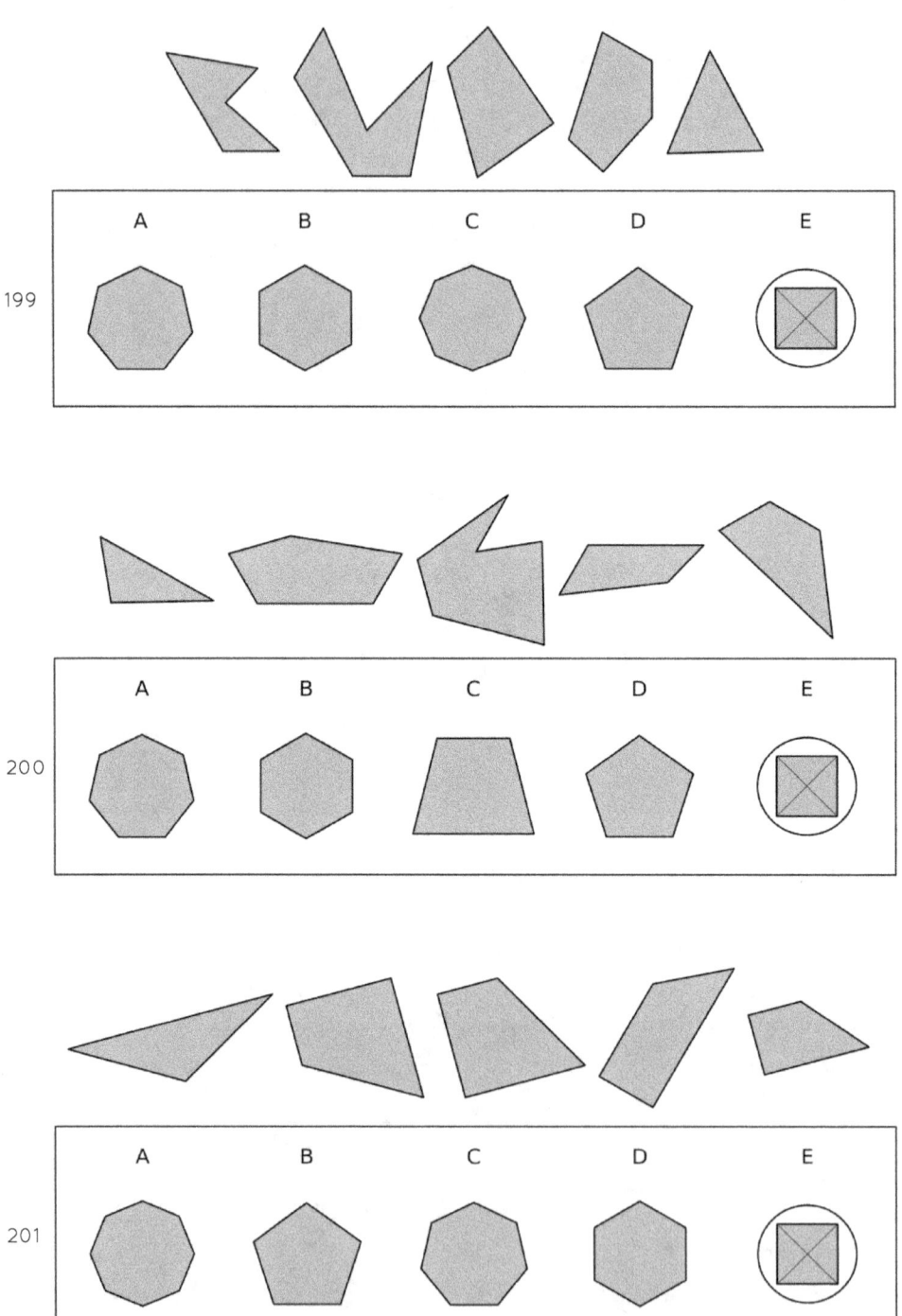

199

A	B	C	D	E

200

A	B	C	D	E

201

A	B	C	D	E

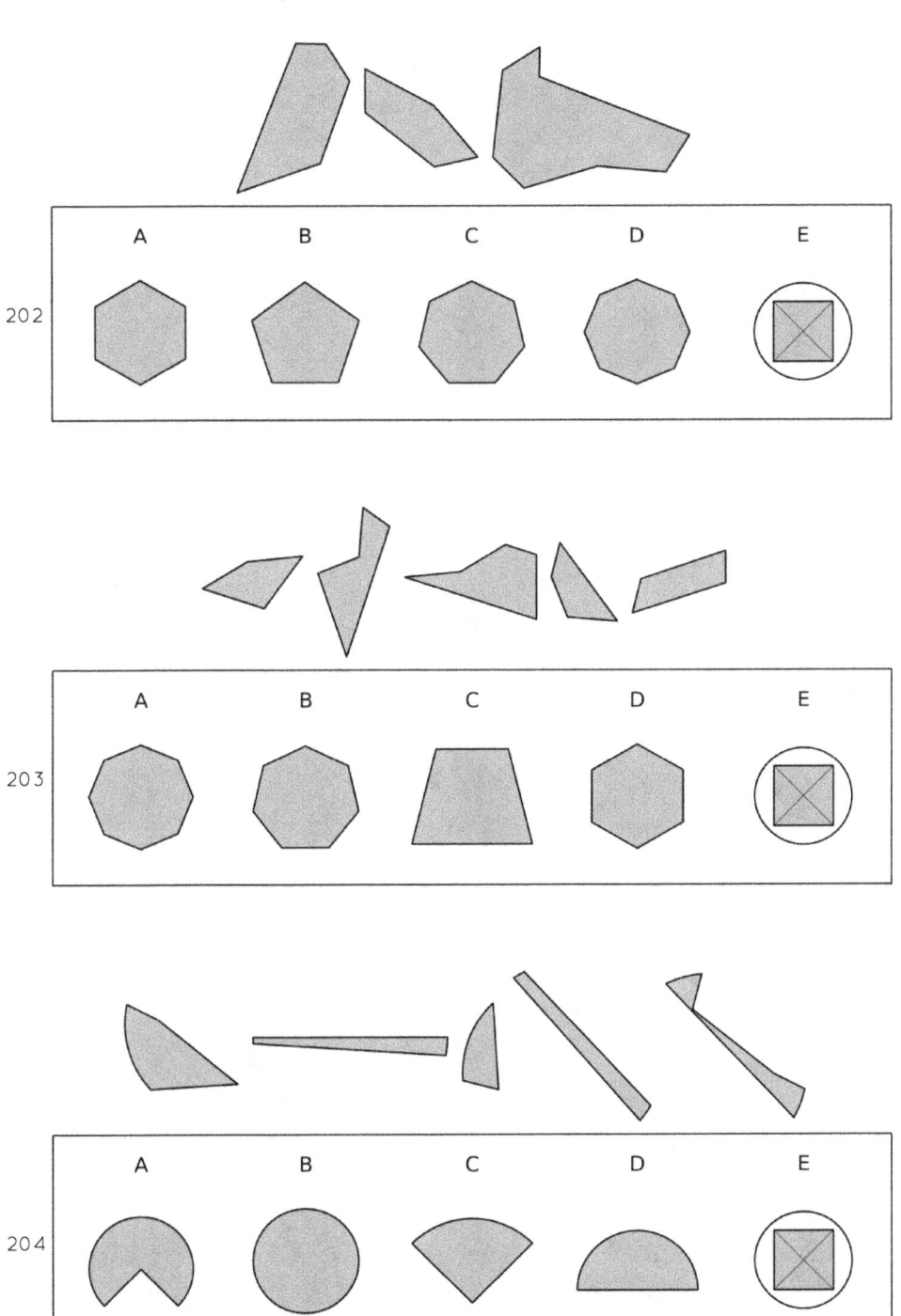

202

A B C D E

203

A B C D E

204

A B C D E

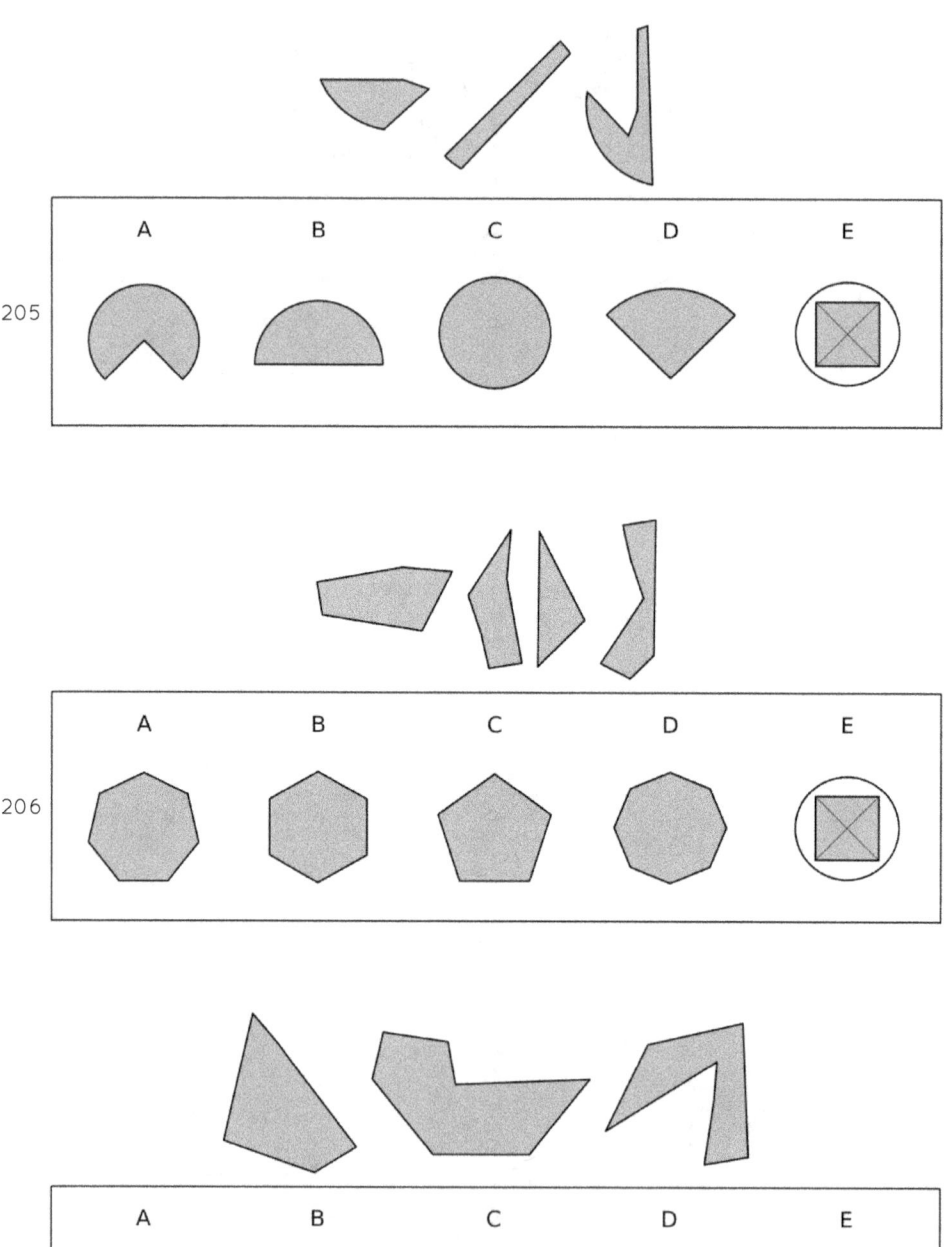

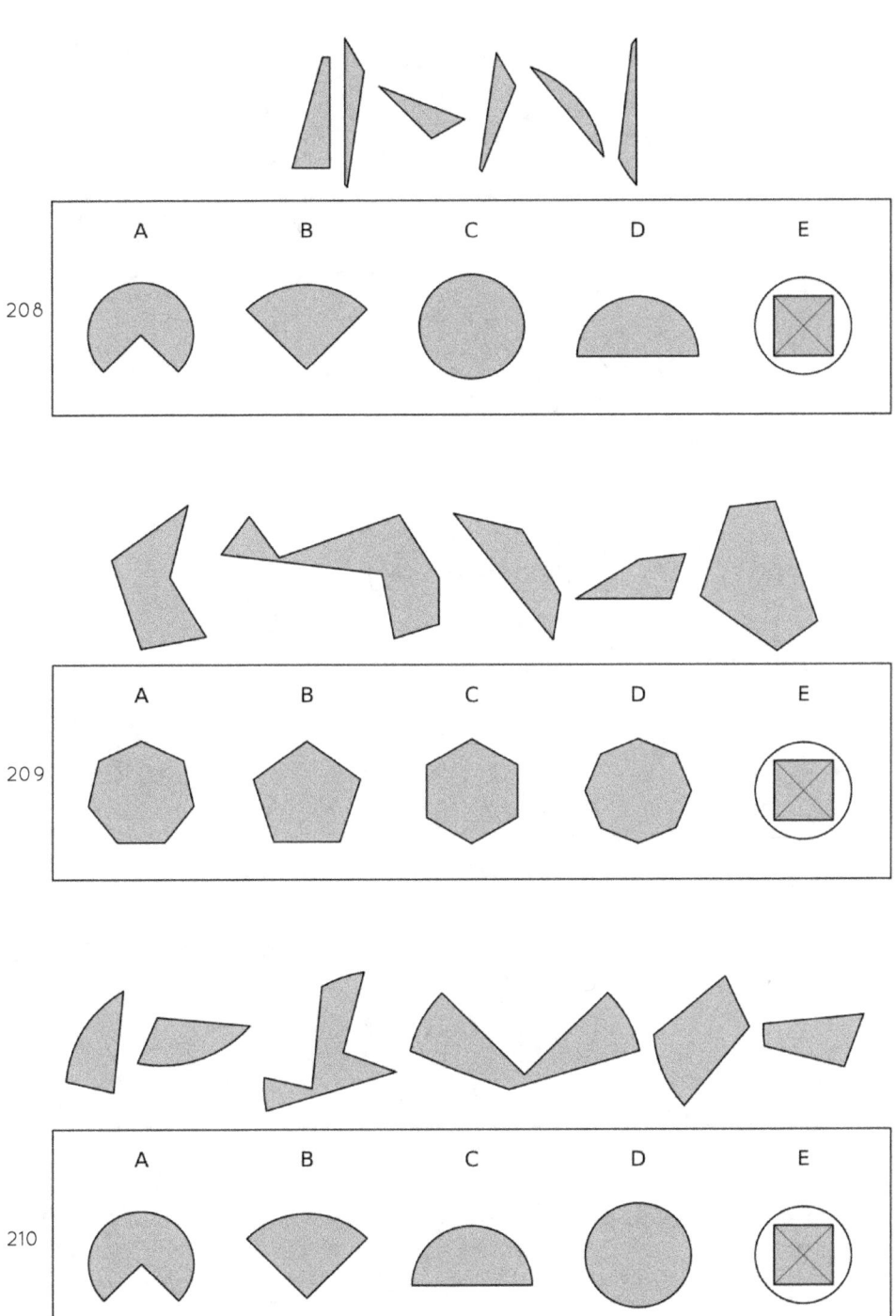

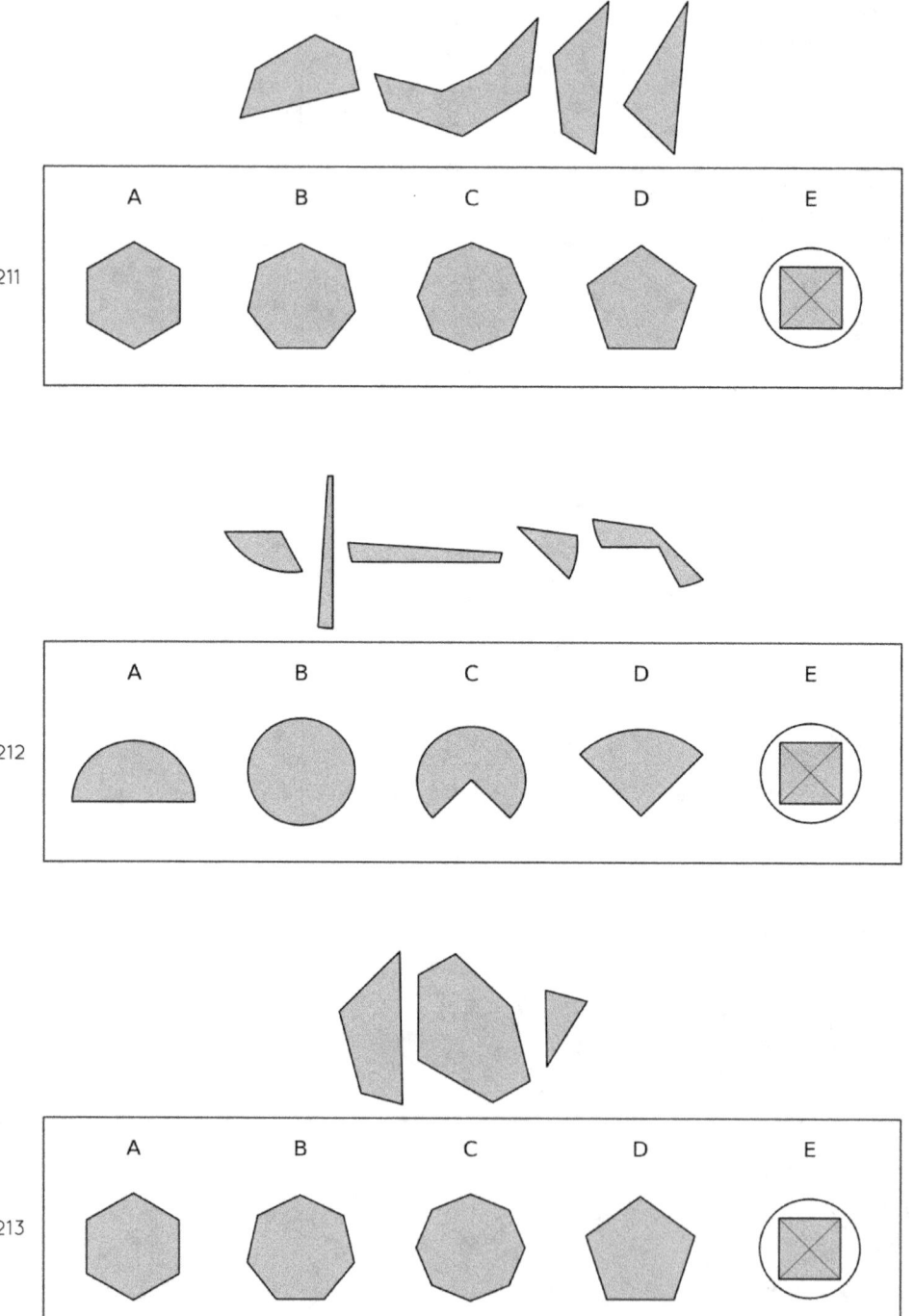

211

A B C D E

212

A B C D E

213

A B C D E

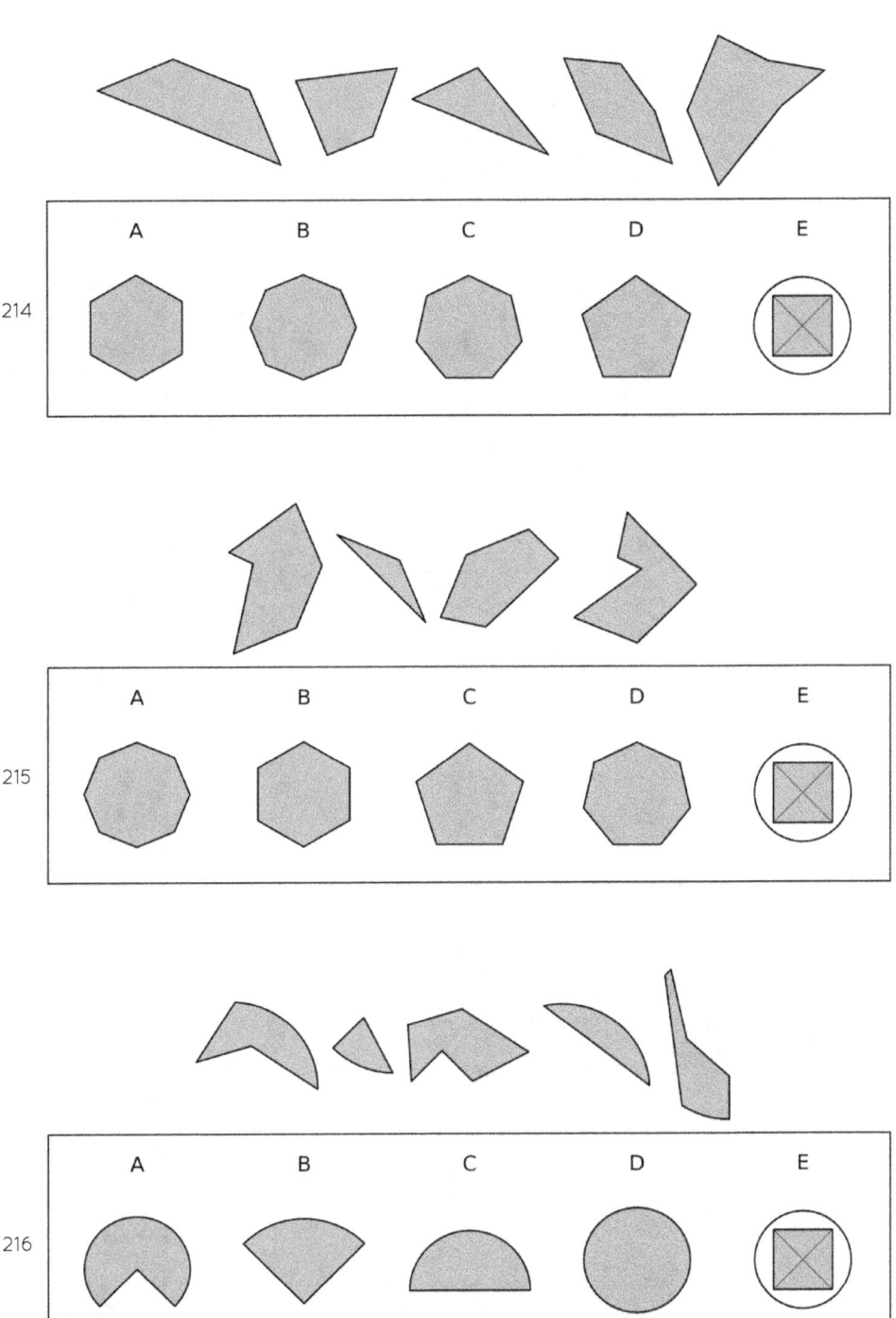

214

A   B   C   D   E

215

A   B   C   D   E

216

A   B   C   D   E

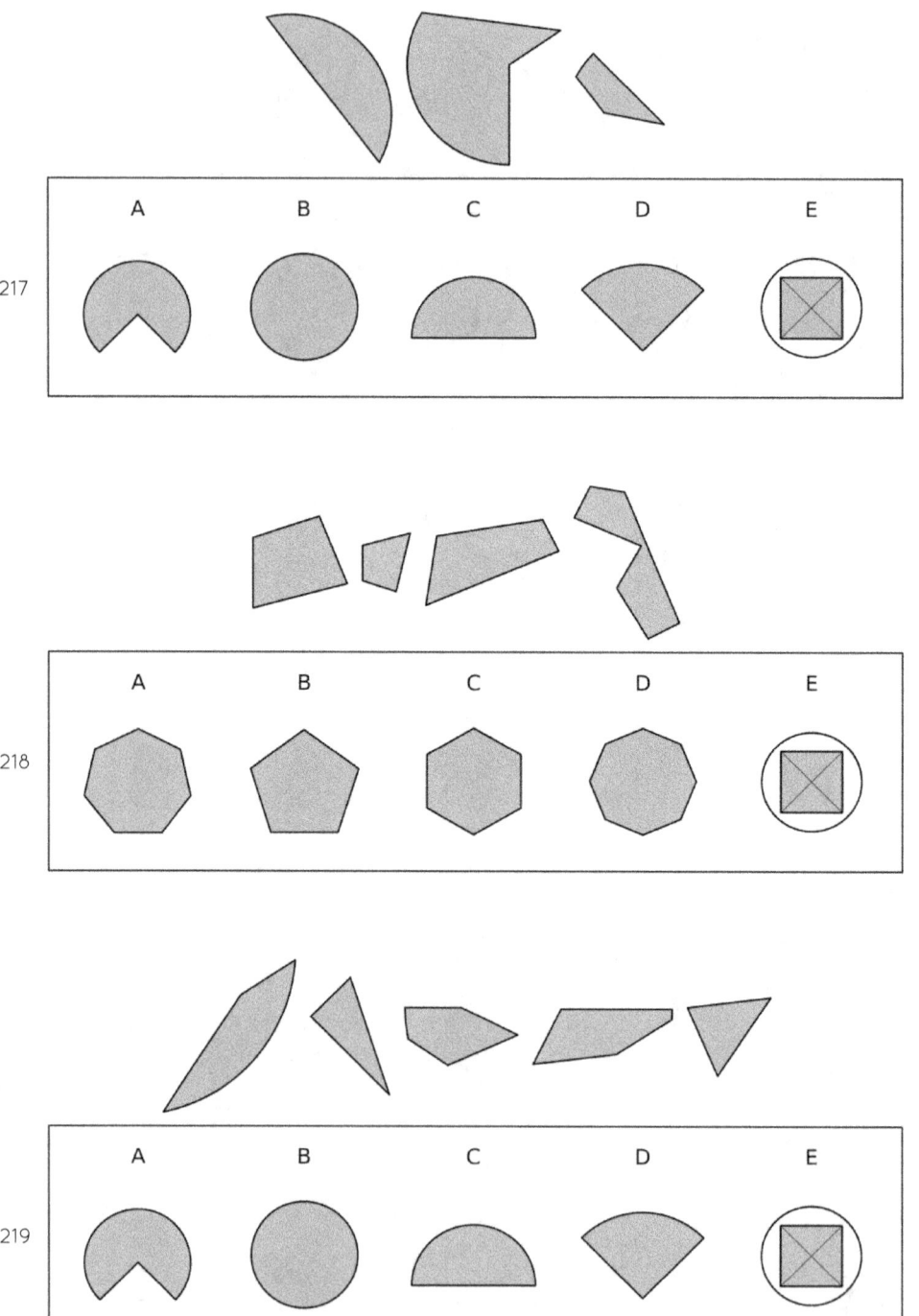

217

218

219

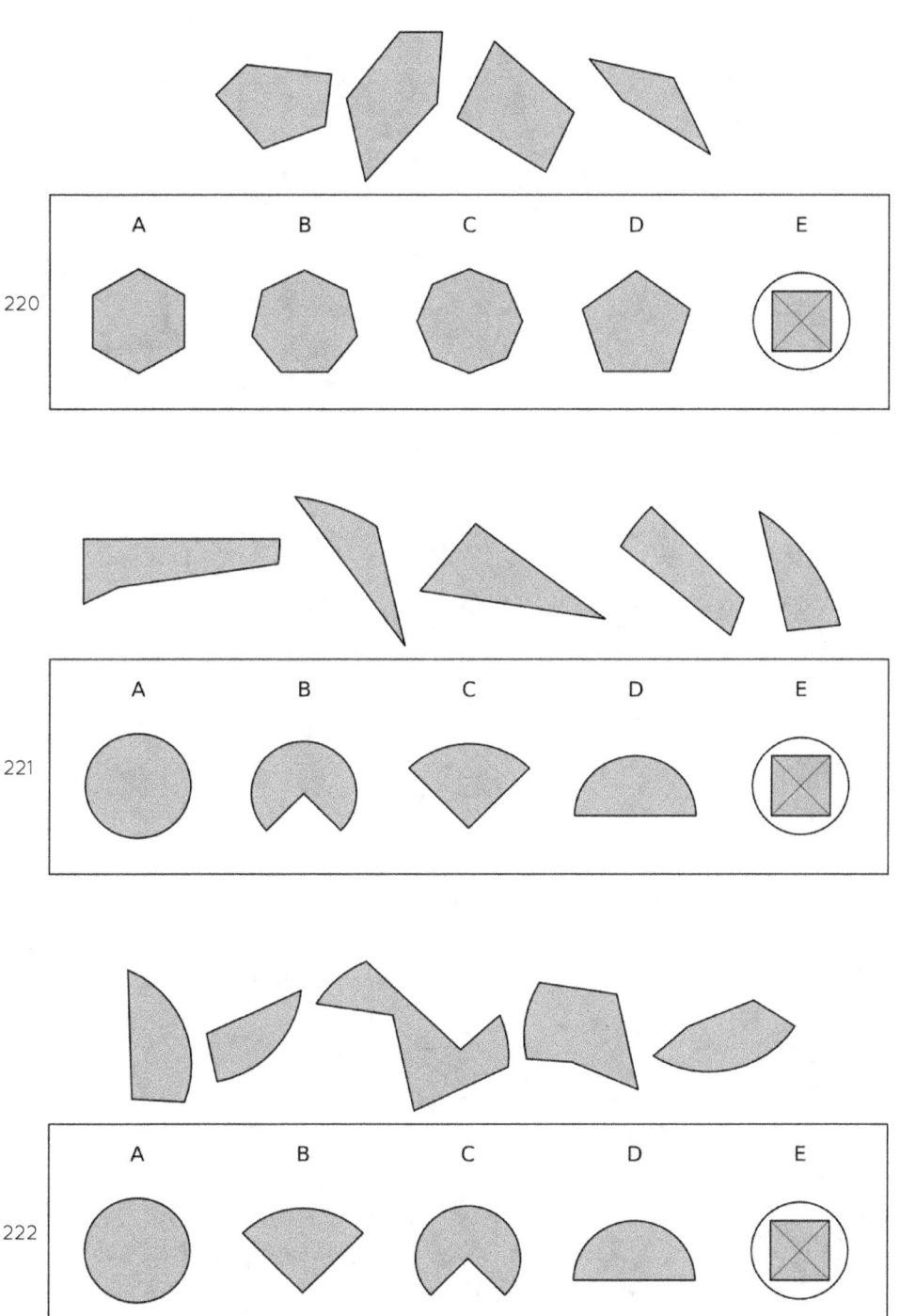

220

A	B	C	D	E

221

A	B	C	D	E

222

A	B	C	D	E

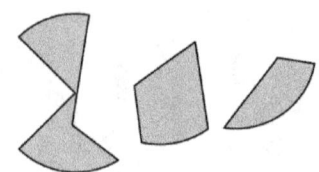

223

A	B	C	D	E

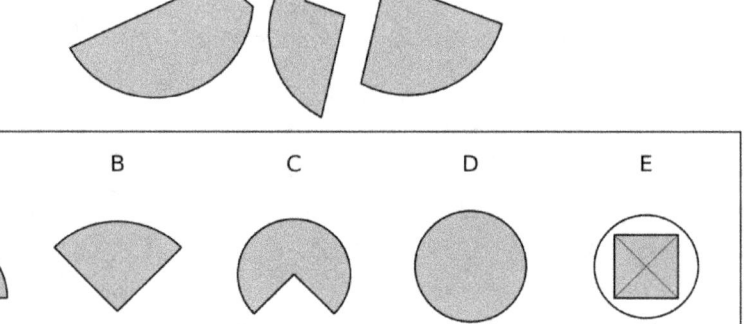

224

A	B	C	D	E

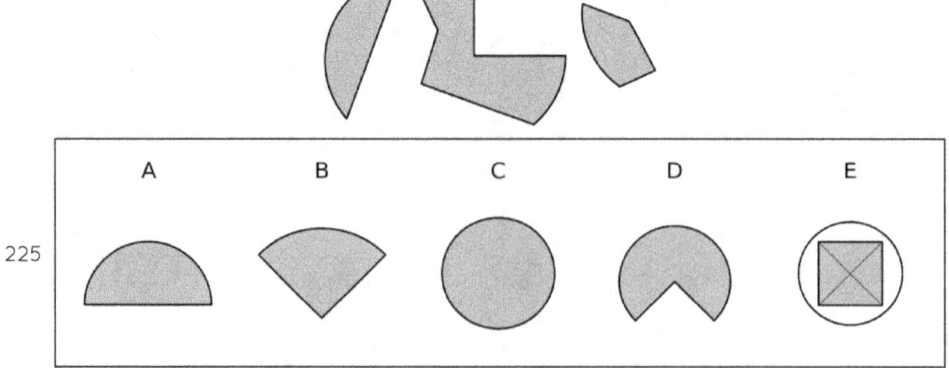

225

A	B	C	D	E

Lösungen 225 Testaufgaben

Aufgabe 1: B	Aufgabe 42: B	Aufgabe 83: B
Aufgabe 2: D	Aufgabe 43: C	Aufgabe 84: B
Aufgabe 3: D	Aufgabe 44: A	Aufgabe 85: D
Aufgabe 4: B	Aufgabe 45: C	Aufgabe 86: A
Aufgabe 5: B	Aufgabe 46: C	Aufgabe 87: B
Aufgabe 6: D	Aufgabe 47: B	Aufgabe 88: A
Aufgabe 7: C	Aufgabe 48: B	Aufgabe 89: B
Aufgabe 8: D	Aufgabe 49: D	Aufgabe 90: C
Aufgabe 9: D	Aufgabe 50: A	Aufgabe 91: C
Aufgabe 10: D	Aufgabe 51: B	Aufgabe 92: A
Aufgabe 11: D	Aufgabe 52: C	Aufgabe 93: D
Aufgabe 12: C	Aufgabe 53: D	Aufgabe 94: D
Aufgabe 13: B	Aufgabe 54: A	Aufgabe 95: A
Aufgabe 14: B	Aufgabe 55: A	Aufgabe 96: A
Aufgabe 15: D	Aufgabe 56: D	Aufgabe 97: A
Aufgabe 16: B	Aufgabe 57: A	Aufgabe 98: A
Aufgabe 17: C	Aufgabe 58: D	Aufgabe 99: C
Aufgabe 18: D	Aufgabe 59: B	Aufgabe 100: B
Aufgabe 19: A	Aufgabe 60: C	Aufgabe 101: A
Aufgabe 20: A	Aufgabe 61: A	Aufgabe 102: B
Aufgabe 21: B	Aufgabe 62: C	Aufgabe 103: C
Aufgabe 22: C	Aufgabe 63: D	Aufgabe 104: C
Aufgabe 23: A	Aufgabe 64: C	Aufgabe 105: A
Aufgabe 24: D	Aufgabe 65: A	Aufgabe 106: C
Aufgabe 25: A	Aufgabe 66: E	Aufgabe 107: C
Aufgabe 26: C	Aufgabe 67: A	Aufgabe 108: D
Aufgabe 27: B	Aufgabe 68: A	Aufgabe 109: C
Aufgabe 28: D	Aufgabe 69: D	Aufgabe 110: B
Aufgabe 29: B	Aufgabe 70: C	Aufgabe 111: C
Aufgabe 30: C	Aufgabe 71: B	Aufgabe 112: B
Aufgabe 31: A	Aufgabe 72: D	Aufgabe 113: A
Aufgabe 32: C	Aufgabe 73: C	Aufgabe 114: B
Aufgabe 33: A	Aufgabe 74: C	Aufgabe 115: C
Aufgabe 34: D	Aufgabe 75: C	Aufgabe 116: D
Aufgabe 35: B	Aufgabe 76: A	Aufgabe 117: A
Aufgabe 36: C	Aufgabe 77: C	Aufgabe 118: C
Aufgabe 37: B	Aufgabe 78: C	Aufgabe 119: D
Aufgabe 38: C	Aufgabe 79: C	Aufgabe 120: C
Aufgabe 39: B	Aufgabe 80: D	Aufgabe 121: D
Aufgabe 40: D	Aufgabe 81: C	Aufgabe 122: C
Aufgabe 41: E	Aufgabe 82: B	Aufgabe 123: C

Aufgabe 124: B	Aufgabe 158: A	Aufgabe 192: C
Aufgabe 125: A	Aufgabe 159: C	Aufgabe 193: C
Aufgabe 126: A	Aufgabe 160: D	Aufgabe 194: A
Aufgabe 127: D	Aufgabe 161: C	Aufgabe 195: A
Aufgabe 128: A	Aufgabe 162: D	Aufgabe 196: A
Aufgabe 129: A	Aufgabe 163: A	Aufgabe 197: C
Aufgabe 130: B	Aufgabe 164: A	Aufgabe 198: E
Aufgabe 131: D	Aufgabe 165: D	Aufgabe 199: B
Aufgabe 132: D	Aufgabe 166: B	Aufgabe 200: B
Aufgabe 133: D	Aufgabe 167: C	Aufgabe 201: D
Aufgabe 134: E	Aufgabe 168: A	Aufgabe 202: C
Aufgabe 135: A	Aufgabe 169: D	Aufgabe 203: E
Aufgabe 136: D	Aufgabe 170: D	Aufgabe 204: D
Aufgabe 137: D	Aufgabe 171: E	Aufgabe 205: B
Aufgabe 138: B	Aufgabe 172: D	Aufgabe 206: C
Aufgabe 139: D	Aufgabe 173: B	Aufgabe 207: D
Aufgabe 140: A	Aufgabe 174: B	Aufgabe 208: B
Aufgabe 141: A	Aufgabe 175: A	Aufgabe 209: B
Aufgabe 142: B	Aufgabe 176: B	Aufgabe 210: A
Aufgabe 143: D	Aufgabe 177: A	Aufgabe 211: B
Aufgabe 144: B	Aufgabe 178: C	Aufgabe 212: A
Aufgabe 145: C	Aufgabe 179: A	Aufgabe 213: A
Aufgabe 146: B	Aufgabe 180: A	Aufgabe 214: B
Aufgabe 147: D	Aufgabe 181: C	Aufgabe 215: A
Aufgabe 148: E	Aufgabe 182: D	Aufgabe 216: A
Aufgabe 149: B	Aufgabe 183: B	Aufgabe 217: A
Aufgabe 150: A	Aufgabe 184: A	Aufgabe 218: B
Aufgabe 151: D	Aufgabe 185: D	Aufgabe 219: D
Aufgabe 152: B	Aufgabe 186: A	Aufgabe 220: B
Aufgabe 153: A	Aufgabe 187: C	Aufgabe 221: C
Aufgabe 154: B	Aufgabe 188: B	Aufgabe 222: A
Aufgabe 155: B	Aufgabe 189: A	Aufgabe 223: C
Aufgabe 156: C	Aufgabe 190: A	Aufgabe 224: D
Aufgabe 157: D	Aufgabe 191: B	Aufgabe 225: D

Alle richtigen Lösungsfiguren zu den Testaufgaben 001 - 225
befinden sich auf den nächsten Seiten.

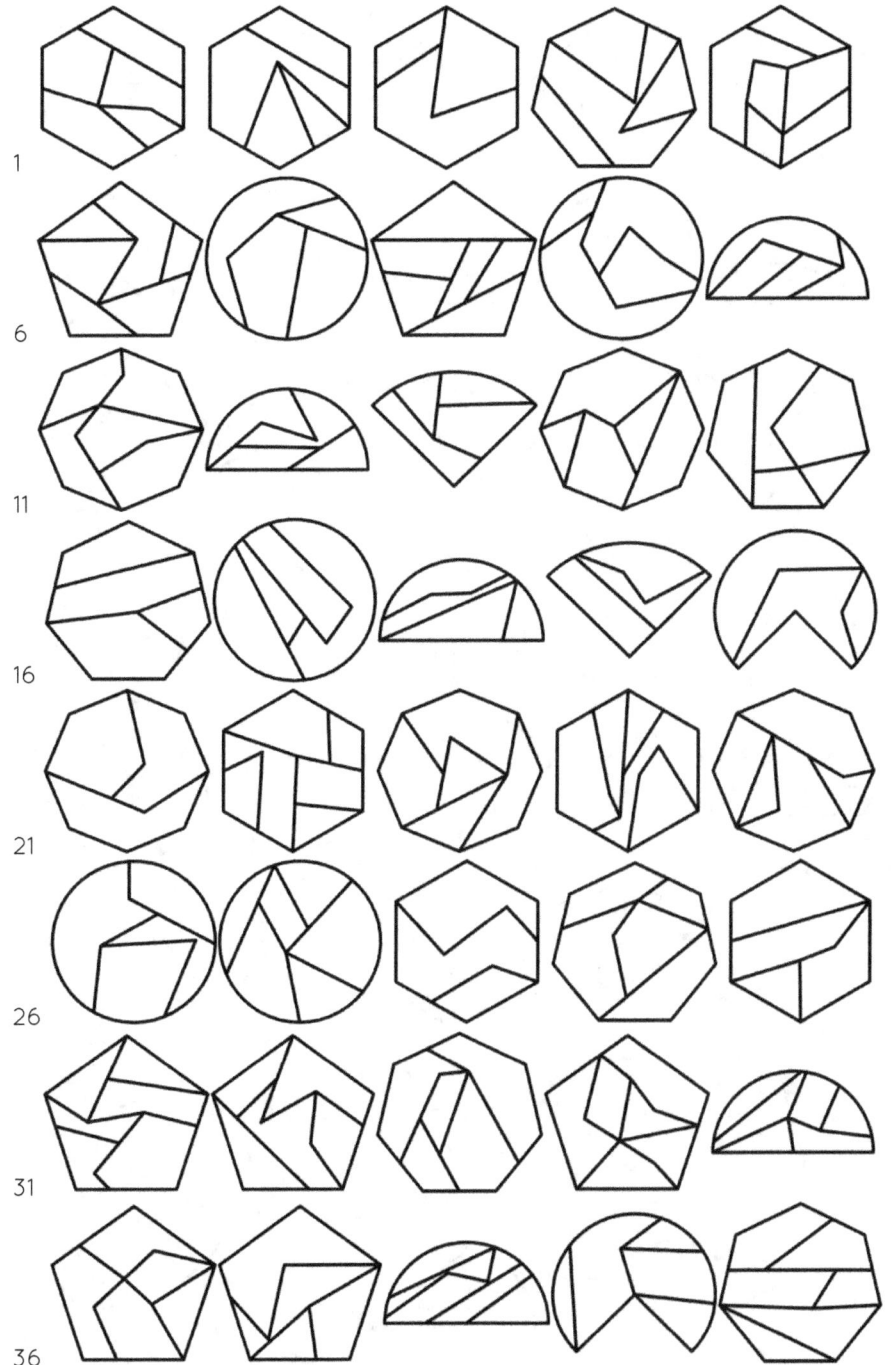

1

6

11

16

21

26

31

36

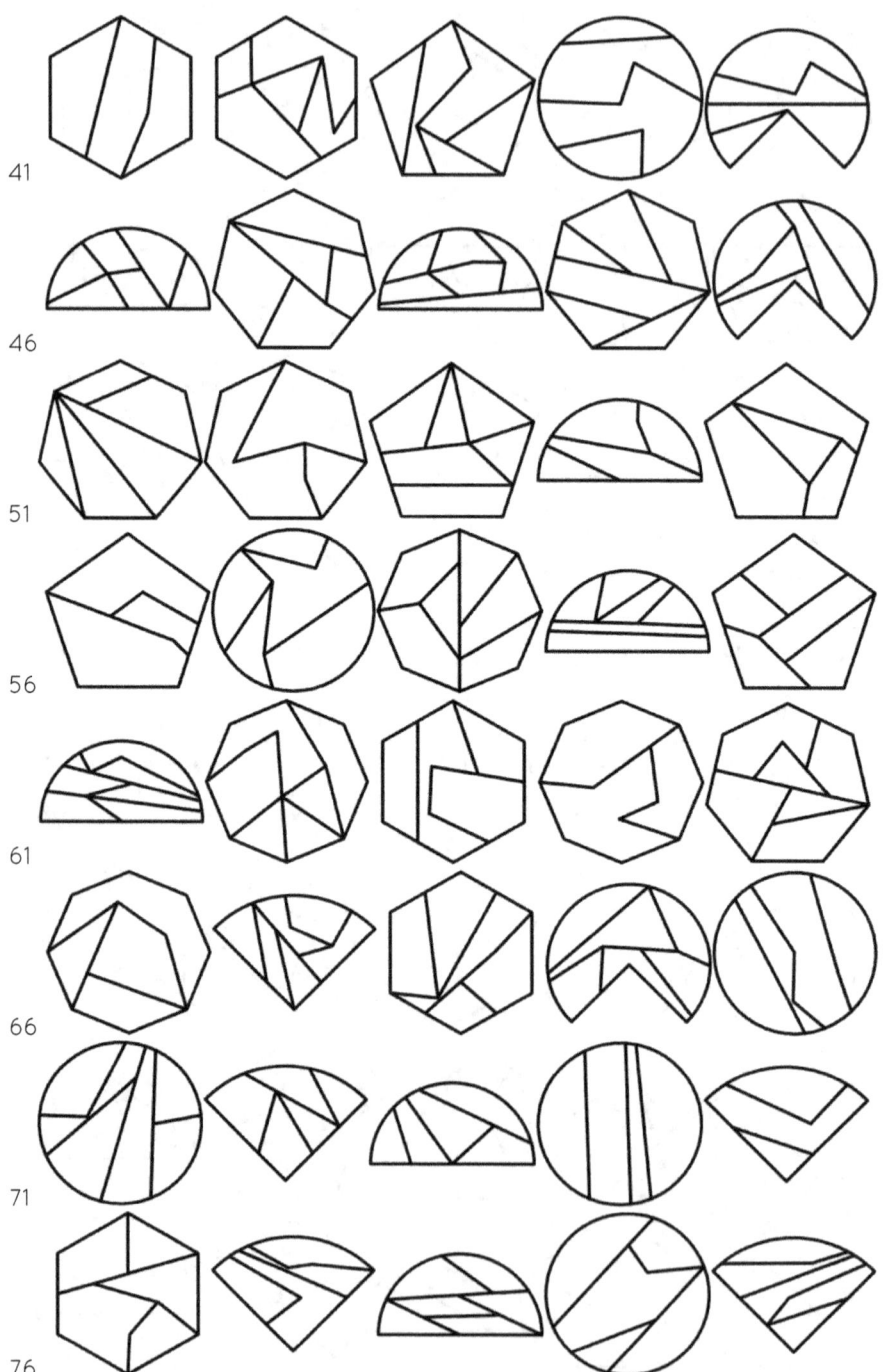

41

46

51

56

61

66

71

76

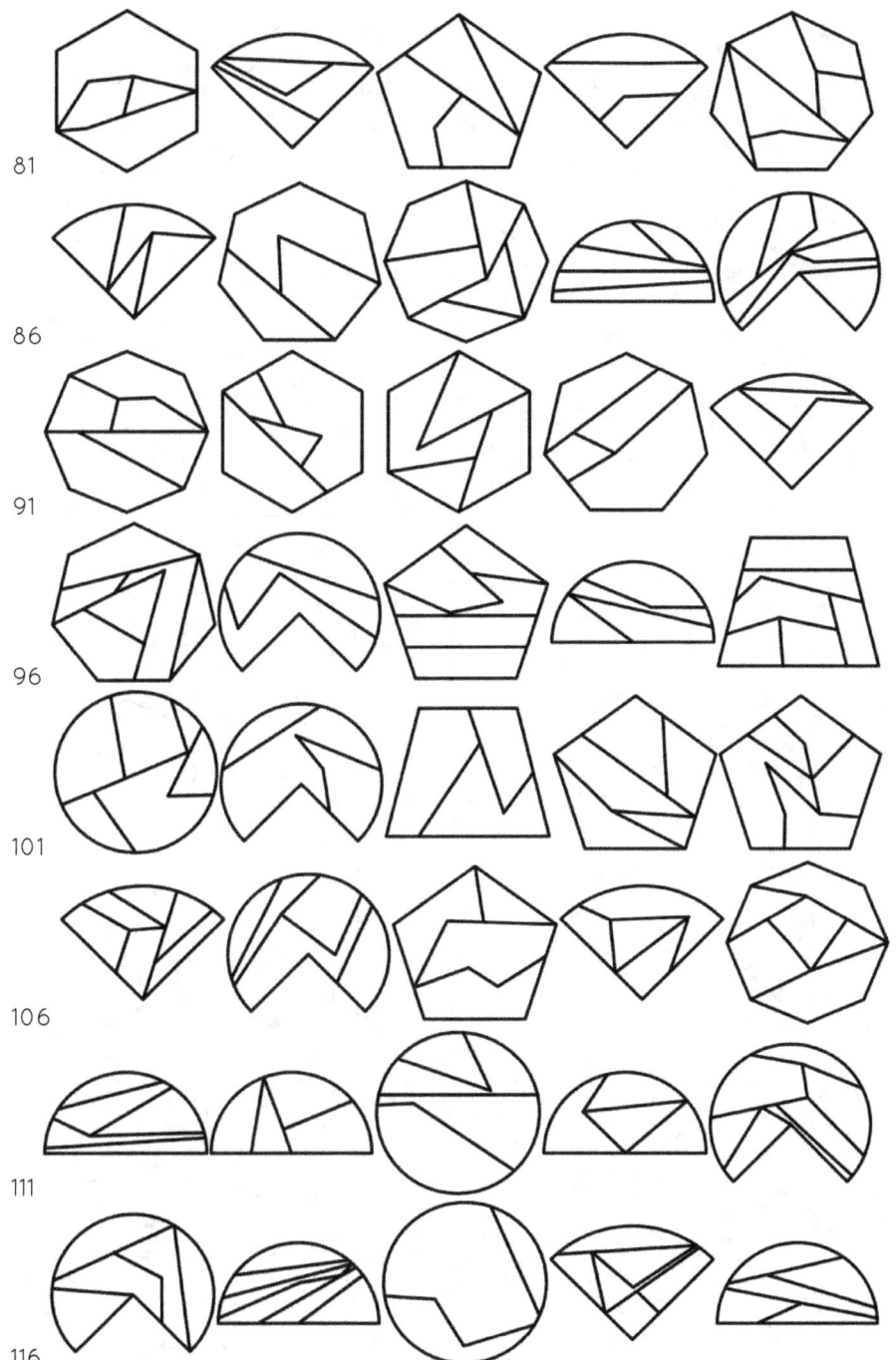

81

86

91

96

101

106

111

116

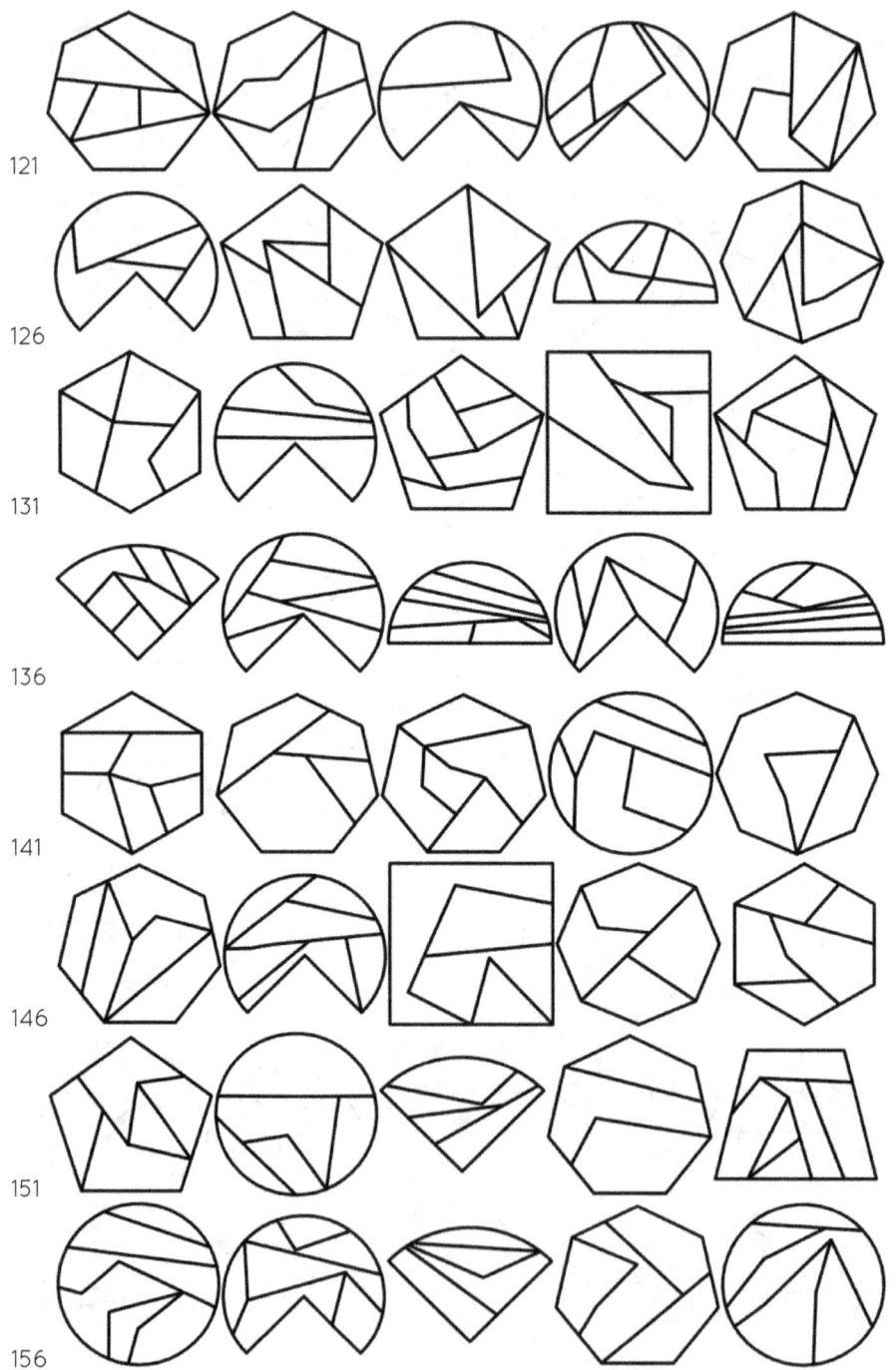

121

126

131

136

141

146

151

156

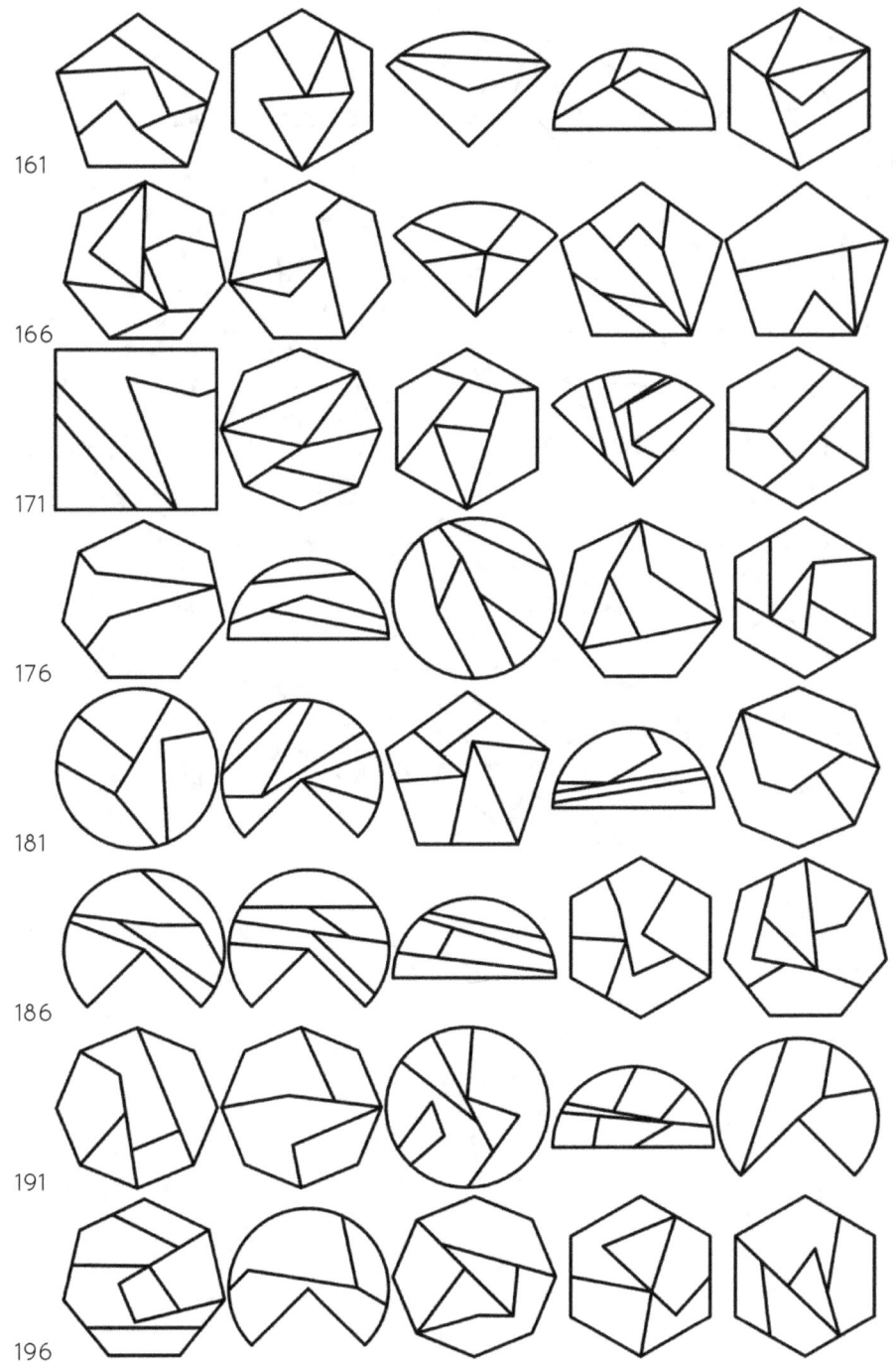

161

166

171

176

181

186

191

196

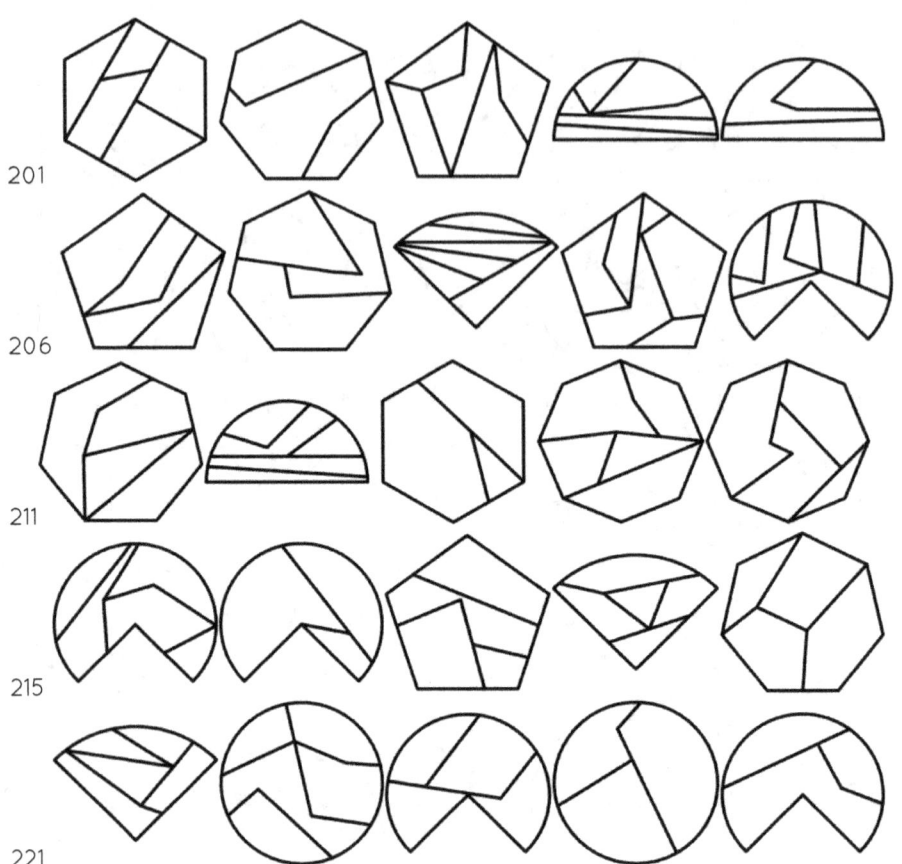

201

206

211

215

221

Hinter jedem Fenster verbirgt sich
ein Geheimnis & eine Überraschung.

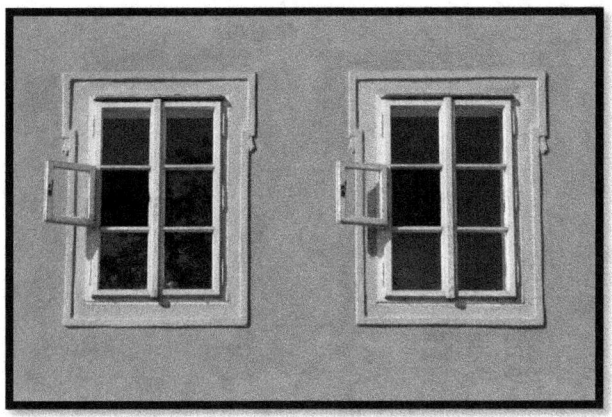

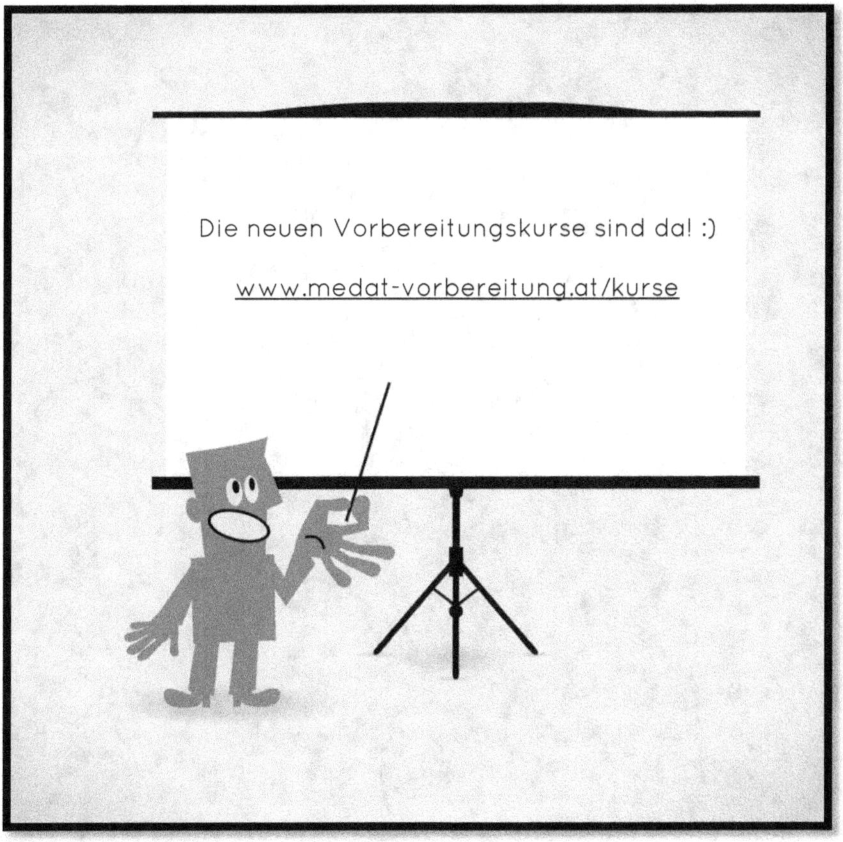

Die neuen Vorbereitungskurse sind da! :)

www.medat-vorbereitung.at/kurse

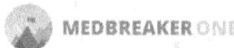 MEDBREAKER ONE

MedAT eLearning

Online Vorbereitung auf den Medizin Aufnahmetest

DEIN PLAN

Schnapp dir deinen Studienplatz

Trainiere mit den erfolgreichsten Übungen unserer TutorInnen

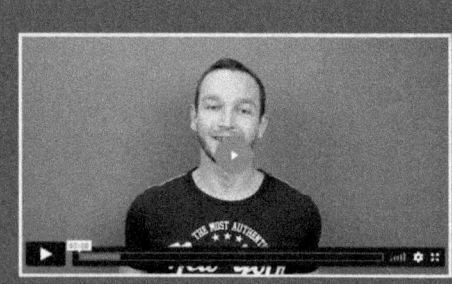

Videos
Strategien
Skripte
Aufgaben

———

MEDBREAKER

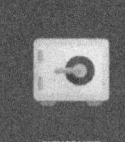

SICHERHEIT

Mit MEDBREAKER One
weißt du immer Bescheid,
wie gut deine Chancen auf
einen Studienplatz stehen.

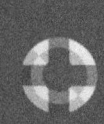

SUPPORT

Wir sind da, wenn du
uns brauchst. Egal ob Blog
oder Mail, wir antworten
meist innerhalb von 24h.

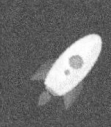

LEVEL

Schwierigkeitsstufen bieten
dir die Möglichkeit, das
Training zu personalisieren
und dich zu fördern.

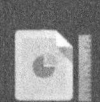

TESTNAH

Maßgenaue Übungen,
exakt auf Basis des MedAT
Testniveaus, geben dir
Vertrauen und Sicherheit.

Jetzt kostenlos testen: www.medbreaker.one -> Testsimulation
Dein 10 Prozent Gutschein für das Package: mini-breaker-3123